Mary Dalgleish
Lesley Hart

Ohrkerzentherapie

▮ Was sie ist
▮ Wie sie wirkt
▮ Wo sie hilft

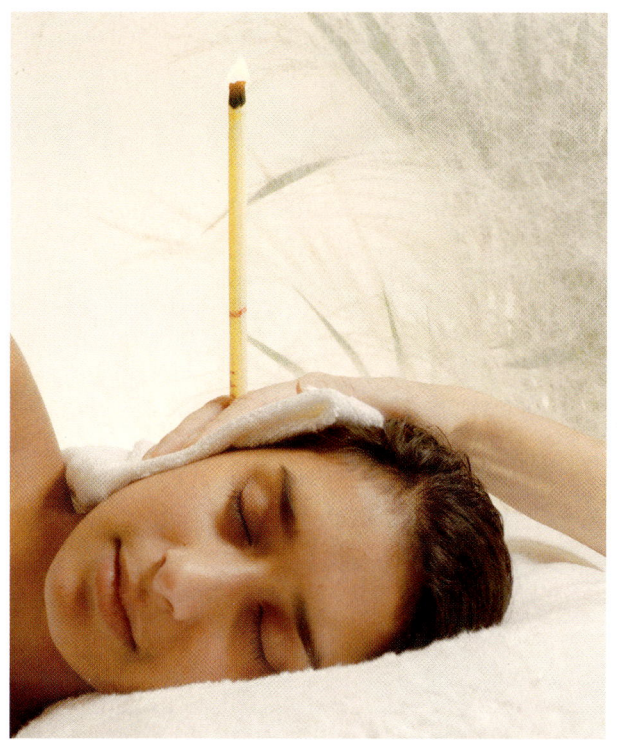

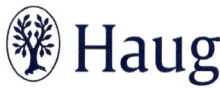

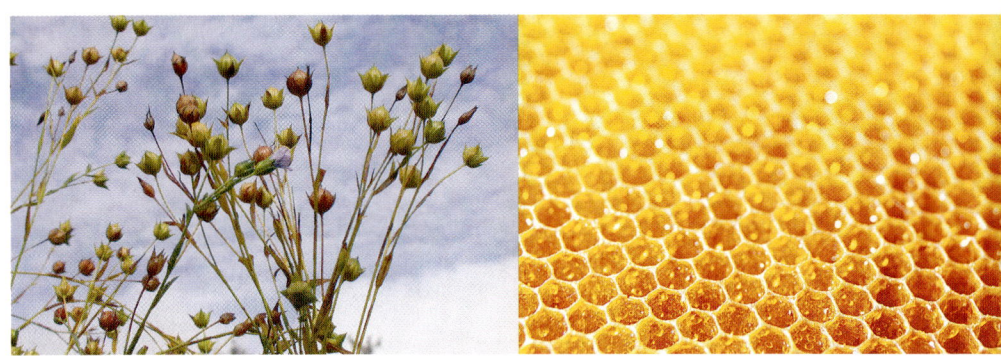

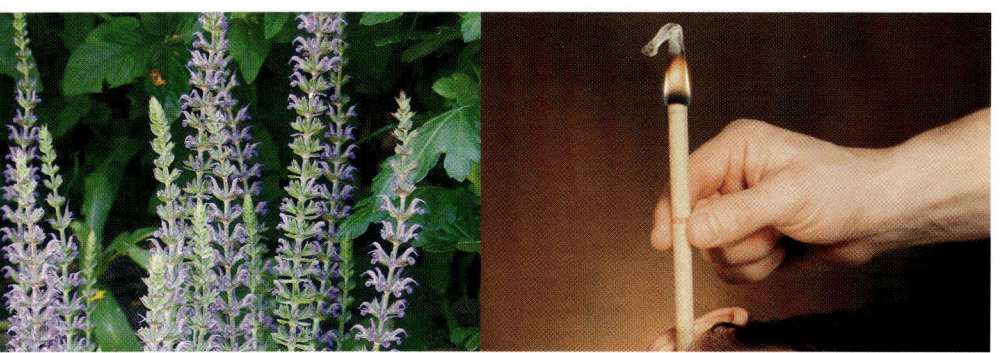

Danksagung

Unseren tief empfundenen Dank für ihre Unterstützung beim Verfassen des vorliegenden Buches möchten wir folgenden Personen ausdrücken:

Tamsin Smith vom Verlag Hodder, die es uns ermöglichte, ein Buch über dieses faszinierende Thema zu schreiben und Nicola Jenkins, die uns die Anregung gab, es für diese Buchreihe zu konzipieren; Claire Baranowski und allen Mitarbeitern vom Verlag Hodder, die an der Entstehung dieses schönen Buches beteiligt waren; Jacquie Hawkins, Kate Harris, Linda Ayers und Annette Tierney, die unser Manuskript durchsahen und hilfreiche Anregungen gaben; der Firma Biosun, die uns Bilder und Forschungsdaten zur Verfügung stellte und Kerry Curtis von Revital, die uns diesen Kontakt ermöglichte; Robert Eames, dem Repräsentanten der Otosan Ohrkegel im Vereinigten König-reich für Informationsmaterial und Bilder; Eva McNamara, Janice Micallef und Anne-Marie Cogdell für ihre wertvolle Hilfe bei den Nachforschungen und Caroline Bray, die uns auf die Ohrkerzen-Reise schickte; unseren Freunden, Kollegen, Studenten und Therapeuten, die uns Berichte über ihre Erfolge mit der Ohrkerzenbehandlung zugeschickt haben (Gabriele Steen, Luma Zaki, Penny Airs, Gurjit Panesar, Linda Gilham, Rosi Maldonado France, Lucretia Bertram-Smith, Linda Ayers). Besonderer Dank gilt aber auch unseren Familien, insbesondere Patrick Doyle für seine Hilfe und Geduld bei allen Computerfragen! Für uns war dies ein wunderbarer Lernprozess und wir hoffen sehr, dass dieses Buch Ihnen die Anregung geben wird, diese alte und herrliche Therapieform sicher, wirksam und mit Freude durchzuführen.

Einleitung

Unsere moderne, materialistische, auf Äußerlichkeiten konzentrierte Kultur lässt uns leicht den Glauben daran verlieren, dass wir unsere Gesundheit selbst beeinflussen können. Lieber verlassen wir uns im Krankheitsfall auf externe Hilfen, meist einen Arzt oder irgendwelche Pillen. Immer mehr Studien und auch persönliche Krankheitsgeschichten, die in Gesundheitsmagazinen und Zeitungen veröffentlicht werden, zeigen jedoch, dass Menschen, die in ihrer Gesundheitsfürsorge eine aktive Rolle übernehmen, tendenziell mehr positive Ergebnisse erzielen als solche, die dies nicht tun. Viele von uns werden sich zunehmend der Tatsache bewusst, dass wir tatsächlich eine Menge für unsere Gesundheit und unser Wohlbefinden tun können und suchen nach komplementären Behandlungsmöglichkeiten, die uns auf diesem Weg unterstützen. Schätzungsweise 5,75 Millionen Menschen suchen im Vereinigten Königreich pro Jahr einen Therapeuten für Komplementärmedizin auf.

Dieses wachsende Bewusstsein blieb auch bei der Regierung nicht unbemerkt und bereits im November 2000 berichtete ein Sonderausschuss des britischen Oberhauses, dass »die Nutzung der komplementären und alternativen Methoden (KAM) weit verbreitet ist und in den entwickelten Ländern ständig zunimmt.« (Siehe die Details dieses Berichtes in der Bibliografie).

Komplementäre und alternative Methoden werden zwar häufig zusammengefasst, zwischen beiden ist jedoch zu unterscheiden. Komplementäre Therapien zielen nicht auf die Diagnose oder Heilung einer Krankheit ab, sondern können gleichzeitig mit schulmedizinischen Behandlungen genutzt werden, um Nebenwirkungen und Stress zu reduzieren und das Wohlbefinden zu steigern. Alternative Therapien wie Osteopathie, Chiropraktik, Akupunktur, Pflanzenheilkunde und Homöopathie haben ihren eigenen diagnostischen Ansatz und sind in bestimmten Fällen anstelle der Schulmedizin anwendbar.

Der Sonderausschuss nannte drei Gruppen von KAM-Methoden, wobei die fünf oben genannten Disziplinen als die »am besten organisierten« Zweige gelten und die erste dieser Gruppen bilden. Für die Osteopathie und die Chiropraktik gibt es gesetzliche Regelungen, während sie bei den anderen Disziplinen unterschiedlich weit gediehen sind. In der zweiten Gruppe sind die Methoden der Körperarbeit zusammengefasst, bei denen keine diagnostischen Fertigkeiten verlangt werden und die meist ergänzend zur Schulmedizin angewendet werden. In die dritte Gruppe gehören Therapien, die sowohl diagnostische Informationen als auch eine Behandlung umfassen, die dem Bericht zufolge »im Allgemeinen aber einen philosophischen Ansatz bevorzugen und sich nicht für die wissenschaftlichen Prinzipien der Schulmedizin interessieren«. Der Bericht unterstrich zudem die gesundheitspolitischen Fragen, die sich daraus ergeben und empfahl weitere Forschungsarbeiten, angemessene Informationen und eine solide Ausbildung der Therapeuten, um die Sicherheit der Behandlung zu gewährleisten.

Mit denselben Zielen vor Augen veröffentlichte die Prince of Wales-Stiftung für Integrative Gesundheit im Februar 2005 einen Patientenratgeber »Komplementäre Gesundheitspflege«. Dieser Ratgeber soll die Öffentlichkeit dabei unterstützen, nach gründlicher Information komplementäre Methoden wählen zu können und gut ausgebildete, qualifizierte Therapeuten zu finden. Die Prince of Wales-Stiftung für Integrative Gesundheit (ursprünglich Stiftung für Integrative Medizin genannt) wurde 1993 auf persönliche Initiative Seiner Königlichen Hoheit des Prince

of Wales gegründet, der heute ihr Präsident ist. Die Stiftung möchte die Entwicklung sicherer, wirksamer und effizienter Formen der Gesundheitsfürsorge für Patienten und deren Familien fördern, indem sie die Entwicklung und Durchführung integrativer Behandlungen unterstützt. Das bedeutet, die Zusammenarbeit von Schulmedizinern und komplementären Therapeuten wird gefördert, um zu einer Integration ihrer jeweiligen Behandlungsansätze zu gelangen.

Die Stiftung bietet ein Gesprächsforum und ein Zentrum zur Förderung der Agenda zur integrativen Gesundheitsfürsorge. Gesonderte Berufsorganisationen innerhalb der einzelnen Disziplinen stellen den Bedarf für anerkannte Standards und für Forschungsstudien über die Wirksamkeit ihrer Behandlungen fest, um ernster genommen zu werden, so beispielsweise das Forum für Reflextherapie, in dem verschiedene Organisationen zusammengefasst sind, die sich mit Reflexforschung und Reflextherapie befassen.

Ein Blick in die Vergangenheit zeigt uns, dass uns unsere Ahnen ein unglaublich umfangreiches Heilwissen hinterlassen haben und viele ihrer Praktiken heute wiederentdeckt wurden und zu neuen Ehren kommen. Die alte Kunst der Ohrkerzenanwendung ist ein solches Heilmittel, und wir möchten mit dem vorliegenden Buch diese wiederentdeckte Kunst sowohl den Therapeuten komplementärer Methoden vorstellen, die diese Behandlung sicher und wirksam in ihr Programm aufnehmen möchten, als auch der interessierten Allgemeinheit.

Für eine Behandlung mit Ohrkerzen werden besondere »Kerzen« zur Anwendung im Ohr benötigt. Bei diesen Kerzen handelt es sich eigentlich um hohle Röhren aus Leinen, Baumwolle oder Hanf, die mit Bienenwachs gehärtet und mit Honig und verschiedenen Kräuterextrakten getränkt sind. Das Abbrennen der Kerzen hat viele therapeutische Wirkungen, die der Therapeut normalerweise mit einer sanften Massage von Gesicht, Ohren, Nacken und Kopfhaut begleitet, um die Wirkungen der Ohrkerzen noch zu steigern.

Es handelt sich dabei um eine angenehme, nichtinvasive Behandlung zur Verbesserung des Gesundheitszustands, zur Linderung von Erkrankungen im Ohr- und Kopfbereich oder einfach zur angenehmen Stresslösung. In der heutigen Zeit treten Probleme wie Kopfschmerzen und Nebenhöhlenerkrankungen sehr häufig auf und können die Betroffenen tagtäglich belasten. Es besteht eine große Nachfrage nach Abhilfe und eine zunehmende Tendenz zu natürlichen Behandlungsmethoden.

Die Ohrkerzen sind allgemein als Hopi-Ohrkerzen bekannt. Damit wird gewürdigt, dass die amerikanischen Hopi-Indianer diese alte Praxis lebendig erhalten und in der modernen Welt wieder eingeführt haben. Als weitere Bezeichnungen sind unter anderem Wärmebehandlung des Ohres, »Funnelling« oder Aufsetzen von Ohrkegeln (»Coning«) zu nennen. Die Nachfrage nach dieser Behandlung ist in den letzten 10–20 Jahren stark gestiegen und wird von vielen Therapeuten komplementärer Methoden angeboten. Wir haben in unserer Praxis eine gewaltige Zunahme der Ohrkerzenbehandlung, eine wachsende Nachfrage nach der Behandlung und nach Ausbildungskursen sowie eine große Neugierde festgestellt, was diese faszinierende Behandlung alles bewirken kann.

Geschichte

Unsere Vorfahren lebten in kleinen Gruppen und Stämmen in enger Verbindung mit der Natur. Um überleben zu können, mussten sie sich mit den Elementen verbünden und es lernen, die Natur zu nutzen. Die Menschen versuchten unter Einsatz verschiedener Hilfsmittel, den Heilungsprozess zu verstehen und zu fördern. Viele Traditionen kennen keinen Unterschied zwischen Medizin und Religion; der Schamane oder Medizinmann kümmert sich um Seele, Körper und Geist.

Bevor sich die Religionen organisierten, gab es bereits weltweit schamanische Kulturen, die uns einen großen Schatz an Heilwissen hinterlassen haben. Der Schamanismus kann 50 000 Jahre zurückverfolgt werden bis zum Volk der Steinzeit und ist die älteste Form menschlicher Bemühungen, sich mit der Schöpfung verbunden zu fühlen. Das Wort »Schamane« stammt aus der Sprache eines alten sibirischen Stammes von Rentierhirten. Laut *Encyclopaedia Britannica* leitet es sich von dem Verb »sa« ab, das so viel wie »wissen« bedeutet. Westliche Anthropologen bezeichnen heute Heiler, Visionäre und Seher als Schamanen, und es gibt noch überall auf der Welt schamanische Kulturen, die der Allgemeinheit ihr Wissen der Heilkunst vermitteln.

Es ist bekannt, dass die Ohrkerzenanwendung in vielen alten Zivilisationen ausgeführt wurde, darunter bei den Azteken, Griechen, Römern und Aborigines. Die alten Ägypter verwendeten Schilf aus dem Nil, das mit Wachs überzogen wurde und trugen zur Versiegelung eine Schlammschicht um das Ohr

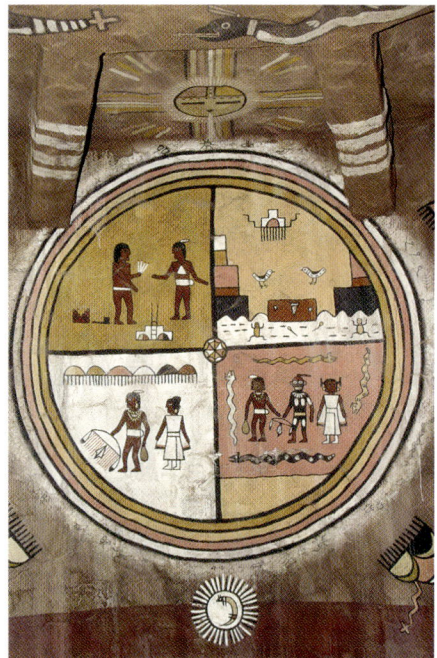

Kolorierte Wandmalerei im Hopi-Tower am Grand Canyon

herum auf. Auch hohle Zweige oder Zapfen aus glasiertem Ton wurden verwendet, um Kräuter oder Weihrauch ins Ohr einzuführen. Es ist allgemein unbestritten, dass die Ohrkerzenanwendung nicht nur zur Reinigung des Ohrs verwendet wurde, sondern auch der spirituellen Reinigung vor Einweihungsriten und Ritualen diente.

Die Ohrkerzenanwendung war auch in Italien, Spanien, Rumänien und Asien weit verbreitet, dort verwendete man Materialien wie zusammengerollte Tabakblätter und in Wachs getauchte Stoffe oder Papiere. Diese Methoden werden hier und dort noch immer verwendet.

Dem alten schamanischen Brauch entsprechend wurde traditionelles Wissen wie die Ohrkerzenanwendung mündlich oder anhand von Malereien überliefert. Historische Abbildungen zeigen deutlich, dass Ohrkerzen weltweit in den Kulturen eingesetzt wurden. Die berühmteste Darstellung der Ohrkerzenanwendung befindet sich auf einer alten Felsmalerei im Grand Canyon, USA.

Die traditionellen Praktiken verschwanden in vielen Teilen der Welt, in Amerika hielten jedoch einige Mitglieder der Ureinwohner aus dem Stamm der Hopi-Indianer die Tradition der Ohrkerzen lebendig. Die Hopi sind ein

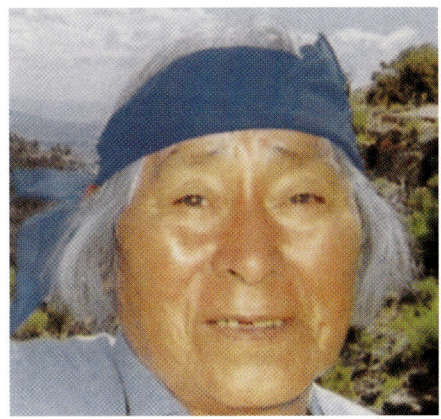

Martin Gashweseoma, traditioneller Hopi-Ältester und Hüter der heiligen Steintafeln des Hopi-Clans

Indianerstamm, der primär in einem 1,5 Millionen Morgen umfassenden Reservat im Nordosten Arizonas lebt. Sie genießen hohes Ansehen für ihr umfassendes Wissen der Heilkunst und ihren spirituellen Lebensstil. Mehr als die meisten anderen Indianerstämme praktizieren sie auch weiterhin einige alte Traditionen und Zeremonien. Übersetzt heißt »Hopi« die »Friedfertigen«. Es gab innerhalb des Stammes verschiedene Clans mit unterschiedlichen Praktiken. Zwar sprachen die Hopi nicht von »Ohrkerzen«, der Hopi Fire Clan verwendete aber zusammengerollte, gewachste und mit Kräutersud getränkte Blätter bei seinen spirituellen Zeremonien. Die heute verwendeten Hopi-Kerzen sind nach diesem Stamm benannt, der die sanfte Therapie erstmals im Westen bekannt machte (mit

Faszination Feuer

der professionellen Unterstützung der deutschen Firma Biosun). Ohrkerzen haben sich aus der Nutzung von *Feuer, Wärme, Rauch und Kräutern* entwickelt, die bereits jeweils für sich alleine heilende Wirkungen haben.

Feuer faszinierte die Menschen seit Anbeginn der Geschichte. Dieses Element wurde genutzt, um Licht und Wärme zu gewinnen, Speisen zu kochen und religiöse Zeremonien und Rituale zu begleiten. In vielen Kulturen gilt Feuer als reinigendes Element. Die Schamanen glauben, dass Feuer den Teil in uns »in Rauch aufgehen« lässt, der für uns nicht mehr nützlich ist. Feuer soll auf spiritueller und physischer Ebene negative Energie beseitigen. Die Menschen der Antike nutzten Feuer ausgiebig zur

Förderung des Heilungsprozesses – in Form von echtem Feuer oder einer einfachen Kerze.

Wärme und Kälte wurden von unseren Ahnen als natürliche Heilmittel zur Behandlung vieler körperlicher Leiden erkannt. Sie entdeckten, dass Wärme Schmerzen beispielsweise in Muskeln oder in den Ohren lindern kann und dass Kälte bei entzündlichen Prozessen nach einer Verletzung günstig wirkt. Diese natürlichen Heilmethoden sind auch heute noch weit verbreitet. Wissenschaftlich betrachtet regt Wärme den Kreislauf an und unterstützt damit den Heilungsprozess. Kinder leiden häufig unter Ohrenschmerzen als Folge einer Infektion, und es ist auch in unserem modernen Zeitalter noch immer angezeigt, das Ohr mit Wärme zu behandeln, beispielsweise in Form einer Wärmflasche.

Im Europa des Mittelalters wurde Rauch in Duftform verwendet, um »böse Geister« auszutreiben. Dabei wurde meist *Hypericum perforatum* (Johanniskraut) verwendet. Heute hat dieses Kraut seinen Platz bei der Behandlung von Depressionen.

Die Nutzung von Duftrauch ist aus der alten schamanischen Praxis bekannt, Büschel von Aromakräutern zu verbrennen. Diese traditionelle Praxis ist auch heute noch aktuell. Man vertreibt negative Energie aus einem Raum durch Schwenken glimmender Räucherbündel, etwa dort, wo ein großes Unglück oder eine schwere Krankheit stattgefunden hat. Diese Methode wird auch zur Heilungsunterstützung auf körperlicher Ebene verwendet. In diesem Fall schwenkt man den Rauch um die Aura der betreffenden Person oder bläst ihr den Rauch in die Ohren. Salbei gehört wegen seiner reinigenden und läuternden Eigenschaften zu den am meisten verwendeten Kräutern.

Das Räuchern zum Erzeugen von Duftrauch war vor Beginn der Geschichtsschreibung bereits weltweit in vielen Kulturen bekannt und ist auch heute in den großen Weltreligionen verbreitet.

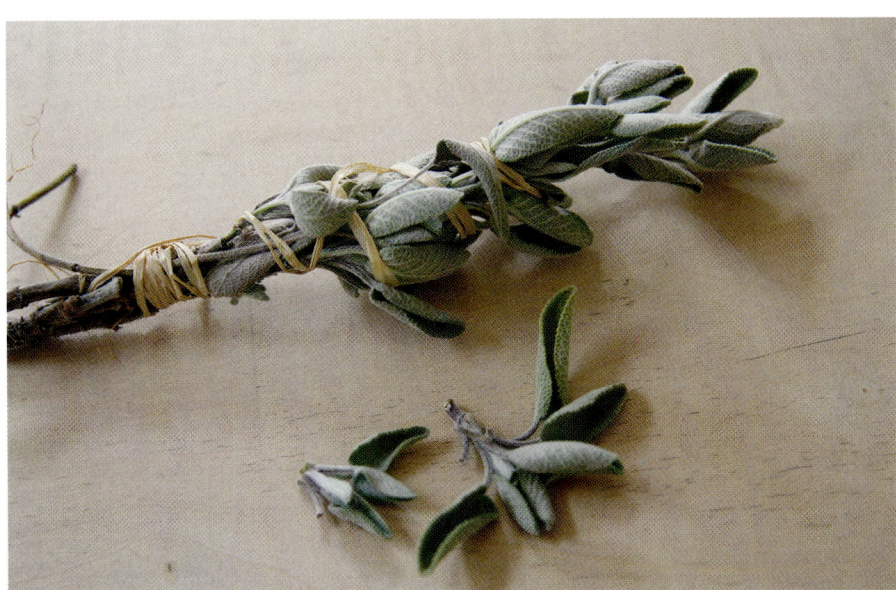

Räucherbündel aus Salbei

13

Das Räuchern während einer Zeremonie beruhigt einen unruhigen Geist und bringt die Menschen dazu, einen Zustand der Ruhe und eine größere Empfänglichkeit für ein höheres Bewusstsein zu erreichen.

Wissenschaftlich wurde nachgewiesen, dass durch das Räuchern negative Ionen gefördert werden (sie sorgen für Wohlbefinden und Energie, wie in der Nähe eines Wasserfalls) und positive Ionen reduziert werden (diese machen

Eva, die in Spanien geboren wurde und heute in London lebt, erinnert sich an Ohrkerzen als traditionelles Heilmittel in ihrer Familie:

»Als Kind bin ich sehr gerne geschwommen und verbrachte viel Zeit im Wasser. Ich hatte häufig Ohrenschmerzen, dann drehte meine Mutter oder Großmutter aus Papier einen Kegel, den sie mit Olivenöl tränkte, um meine Ohren zu beruhigen. Das war dort damals so üblich.

Ich liebte es, mich hinzulegen und die Wärme des Rauchs zu spüren. Danach steckte meine Mutter einen kleinen Wattebausch in mein Ohr und sagte, ich solle zum Schlafen das schmerzende Ohr auf das Kopfkissen legen, um es schön warm zu halten. Meine Oma hatte dieses Verfahren von ihrer Mutter gelernt und hatte es meiner Mutter beigebracht, die es wiederum mir weitergab. In Spanien wird dafür ein spezielles, festes Papier verwendet, mit dem in Lebensmittelgeschäften die Ware eingepackt wird. Das Papier saugt das Öl gut auf und brennt nicht zu schnell, auch wenn die Flamme ziemlich groß werden kann. Mein Mann

litt unter chronischen Ohrproblemen und musste sich mindestens zweimal pro Woche die Ohren ausspülen lassen, da sich sehr rasch Ohrenschmalz bildete und Schmerzen und Schwerhörigkeit verursachte. Es hat mich einige Mühe gekostet, bis ich ihn so weit hatte, dass ich die Ohrkerzen bei ihm anwenden durfte. Er hielt das für Hexerei! Schließlich gestattete er es mir, nachdem er merkte, dass durch das Ausspülen alles nur schlimmer wurde, denn nach dem Ausspülen war das Ohr für Infektionen noch anfälliger. Das Ohrenschmalz schien sich dadurch auch noch rascher zu bilden, was anscheinend auch häufig der Fall ist, wenn die Ohren mit Wattestäbchen gesäubert werden. Inzwischen wird er seit über einem Jahr regelmäßig mit Ohrkerzen behandelt und musste in dieser Zeit nicht mehr zum Arzt gehen. Ich mache noch immer meine eigenen Ohrkerzen aus dem Papier, das mir meine Mutter aus Spanien schickt, rate aber niemandem, dies auch zu tun, solange er nicht genau Bescheid weiß, denn das Ohr ist ein sehr empfindliches Organ.«

träge und sind beispielsweise in der Nähe von Hochspannungsmasten spürbar).

Zusammenfassend kann man feststellen, dass Ohrkerzen sich zu einer leicht zu handhabenden Möglichkeit entwickelt haben, die gut bekannten heilenden Elemente Feuer, Wärme, brennende Kerzen und Duftrauch zu verbinden und in einen greifbaren Bezug zum Körper zu setzen.

HÄUFIGE FRAGEN

War eine bestimmte Kultur für die Einführung der Ohrkerzen in der Antike verantwortlich?

Die Ohrkerzenmethode entwickelte sich unabhängig in vielen Kulturen überall auf der Welt, als es noch keine Kommunikationsmöglichkeiten gab. Die Menschen suchten in der Natur nach Hilfsmitteln für die Heilung, so war die Verwendung von Ohrkerzen in verschiedener Form eine natürliche Entwicklung, die sich aus dem Gebrauch heilender Elemente wie Feuer, Wärme, brennenden Kerzen und Duftrauch ergab.

Ich habe von »Ohrkegeln« gehört. Was habe ich mir darunter vorzustellen?

In der Antike war dieses Verfahren als »Kegel« bekannt, weil man kegelförmige Instrumente verwendete, die aus glasiertem Ton hergestellt wurden. Ihre Form erzeugte einen spiralförmigen Zug des Rauchs und der Heißluft nach unten, wodurch die brennenden Kräu-ter den Gehörgang reinigen konnten. Sie erzeugte außerdem eine leichte Saugwirkung, sodass sich Verschmutzungen im Gehörgang lösen konnten. Einige Indianerstämme blasen durch einen kegelförmigen Gegenstand – häufig zusammengerolltes Papier – Kräuterrauch in den Gehörgang. Auch einige moderne Ohrkerzen sind kegelförmig.

Warum werden solche Vorrichtungen heute nicht mehr verwendet?

Aufgrund der Vorschriften im Gesundheitswesen sind wir inzwischen gezwungen, Kegel oder trichterförmige Ohrkerzen zum Einmalgebrauch zu verwenden, die streng getestet wurden, um die Sicherheit bei der Anwendung zu gewährleisten. Aus versicherungstechnischen Gründen sollten die Therapeuten bei ihren Klienten nur Produkte verwenden, die den Europäischen Richtlinien entsprechen. Bezugsquellen für solche Produkte sind hinten im Buch aufgeführt.

Was sind Ohrkerzen?

Ohrkerzen sind Naturprodukte. Der Begriff »Kerze« ist nicht völlig zutreffend, denn es handelt sich nicht um Kerzen im üblichen Sinn: sie sind hohl, ohne Docht und werden normalerweise aus Baumwolle, Flachsbaumwolle oder Hanf gefertigt. Hochwertige Ohrkerzen werden aus ungebleichten und biologisch angebauten Rohstoffen gefertigt. Die Fasern werden durch Besprühen mit reinem Bienenwachs gefestigt und fertig ist das Grundmodell der Ohrkerze. Zu den vielen unterschiedlichen Produkten gehören Ohrkerzen mit Zusätzen von Kräutern und sonstigen Zutaten mit unterschiedlichen therapeutischen Effekten.

In den letzten Jahren erhielten die Ohrkerzen teilweise negative Pressestimmen. Auf verschiedenen Internetseiten wurde über Verletzungen wie Verbrennungen der Ohrmuschel und des äußeren Gehörgangs, einen partiellen oder kompletten Verschluss des Gehörgangs durch Kerzenwachs und eine Perforation des Trommelfells berichtet. Solche Zwischenfälle beruhen in der Regel auf der Verwendung von Ohrkerzen schlechter Qualität ohne Sicherheitsausstattung und auf mangelnden Kenntnissen seitens der Person, die die Behandlung ausführt. In den USA und Kanada ist derzeit der Import und Verkauf von Ohrkerzen verboten, und es werden für derartige Produkte keine Zulassungen erteilt. Diese Umstände haben die Zweifler veranlasst, Ohrkerzen als gefährlich und wirkungslos zu bezeichnen, andererseits gibt es aber viele tausend Nutzer, die über ausgezeichnete Ergebnisse und gesundheitliche Vorteile durch die Ohrkerzen berichten.

Anstatt an Beliebtheit abzunehmen, ist die Nachfrage nach Ohrkerzen in den USA, im Mittleren Osten und in Europa stark gestiegen. Heute stehen mehrere Marken von Ohrkerzen und Kegeln zur Verfügung, die streng auf Qualität und Sicherheit getestet wurden und der EU-Richtlinie 93/42/EEC entsprechen. Sie sind als Medizinprodukte in der EU zugelassen. Heute kann ein Therapeut, der einen Kurs in Ohrkerzentherapie

---

CE 0535

Medizinprodukt gemäß Medizinproduktrichtlinie 93/42/EWG

CE-Kennzeichnung

absolviert und den Umgang mit diesen Produkten erlernt hat, die Kunst der Ohrkerzenmethode vertrauensvoll anwenden.

Bestandteile

Die Bestandteile der Ohrkerzen sind bei den verschiedenen Marken unterschiedlich. Traditionell wurden Zutaten wie Kamille, Salbei und Honig wegen ihrer günstigen Wirkungen auf Ohr, Nase und Rachen und ihrer anregenden Wirkung auf das Immunsystem gewählt. Viele dieser Bestandteile wie Bienenwachs, Kamille, Honig, Propolis und Salbei werden heute in der Behandlung des Heuschnupfens eingesetzt. Nachfolgend führen wir einige Beispiele für Bestandteile auf, die heute verbreitet bei der Herstellung von Ohrkerzen Verwendung finden.

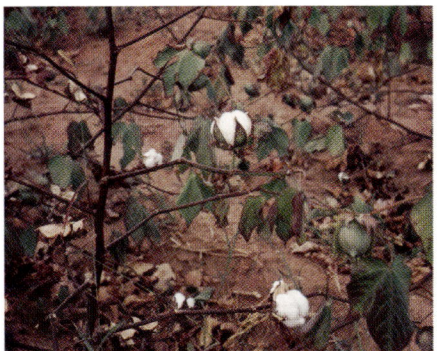

Baumwollpflanze

Baumwolle

Baumwolle ist eine weiche Faser, die um die Samen der Baumwollpflanze wächst. Die Faser wird zu Faden gesponnen und zur Herstellung eines weichen, atmungsaktiven Textils verwendet. Baumwolle wird in vielen Teilen der Welt produziert, die Industrie greift aber zu stark auf Düngemittel und Schädlingsbekämpfungsmittel zurück. Häufig ist das Endprodukt gebleicht, um den kommerziellen Anforderungen hinsichtlich der Farbe gerecht zu werden. Hochwertige

Ohrkerzen werden aus biologisch angebauter, ungebleichter Baumwolle hergestellt, die häufig mit Flachs (Leinen) vermischt wird, um ein weiches und flexibles Gewebe zu erzielen. Die meisten Marken-Ohrkerzen werden aus Flachsbaumwolle gefertigt, die sauber brennt, ohne schädlichen Qualm freizusetzen.

Leinen (Flachs)

Leinen ist eine Pflanzenfaser, die aus dem Inneren des holzigen Stiels der Flachspflanze gewonnen wird. Die Pflanze besteht aus einem gelblichen Stiel mit hellblauen Blüten. Sie liefert auch Samen (Leinsamen), die zu Brotmehl gemahlen werden, aus denen Öl gepresst wird und die zu Tierfutter verarbeitet werden können. Leinsamenöl ist auch ein Bestandteil vieler qualitativ hochwertiger Ölfarben, Lacke und Beizstoffe und wird zur Herstellung des echten Linoleums verwendet. Der Gebrauch von Leinen oder »Leinwand/ Linnen« geht auf Völker zurück, die vor etwa 10 000 Jahren lebten. Diese Menschen kleideten sich in Tierhäute, fertigten aber gewöhnliches Tuch und Fischnetze aus Flachs. Fragmente dieser Stoffe und Netze wurden in Teilen der Schweiz gefunden, der Heimat der jungsteinzeitlichen Seeanwohner. Feines Leinen diente als Leichentuch für die ägyptischen Pharaonen, und in den ägyptischen Grabkammern sind Abbildungen des Flachsanbaus und von Bekleidung aus Flachsfasern zu finden. Einige Ohrkerzen werden aus einem

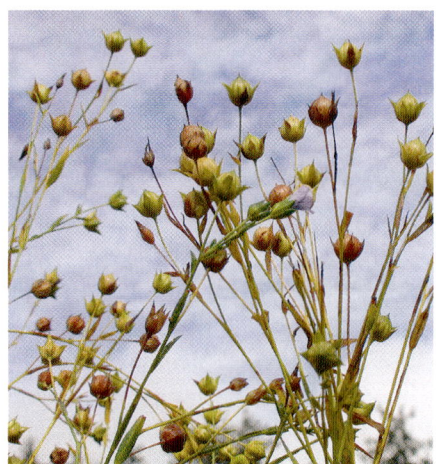

Flachspflanze

Gemisch aus Baumwolle und Leinen gefertigt, das als Flachsbaumwolle bezeichnet wird.

Hanf

Einige Ohrkerzen werden aus Hanf statt aus Baumwolle gefertigt. Hanf wird wegen seiner Fasern geerntet, die zu Hanfbekleidung verarbeitet werden, während aus den Hanfsamen Öl gepresst wird. Mit seinem relativ kurzen Wachstumszyklus von 100–120 Tagen ist Hanf eine effiziente und wirtschaftlich interessante Kulturpflanze. Wegen der ähnlichen Blätterform wird Hanf häufig mit Marihuana verwechselt. Zwar stammen beide Pflanzen von der Spezies »Cannabis sativa« ab, Hanf enthält aber praktisch keinen der Wirkstoffe von Marihuana und kann nicht illegal verwendet werden. Das heute am meisten verbreitete Hanfprodukt ist Bekleidung. Hanfbekleidung ist wärmer, weicher, absorptionsfähiger und atmungsaktiver und hält deutlich länger als Baumwollbekleidung.

Die Samen sind eine ausgezeichnete Nährstoffquelle, die hochwertige Fette und Proteine liefert. Hanfsamenöl wird wegen seiner heilenden Eigenschaften in vielen Cremes, Salben und Kosmetika verwendet, kann aber auch zur Herstellung von Farben, Lacken und Schmierstoffen eingesetzt werden. Sein hoher Fasergehalt macht Hanf zu einem

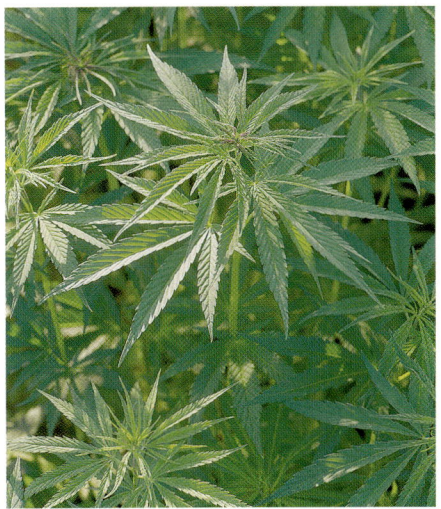

Hanfpflanze

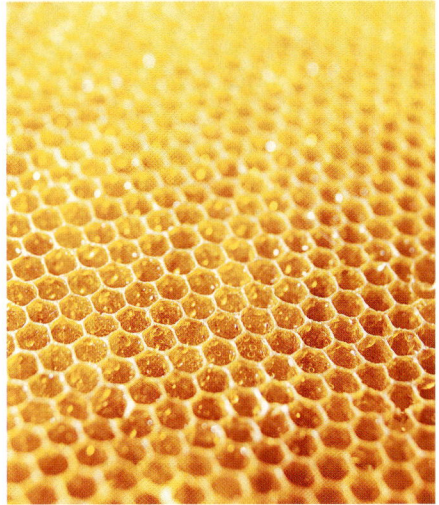

Bienenwachs

natürlichen Hilfsmittel für Baustoffe, die Papierherstellung und sogar für biologisch abbaubare Kunststoffe. Hanf ist eine entwicklungsfähige, umweltfreundliche Energiequelle, die sauber ohne schädliche Dämpfe verbrennt.

Bienenwachs

Bienenwachs wird von den Arbeiterbienen produziert. Sie verwenden es zum Bau der Zellen, in denen die Larven aufgezogen sowie Honig und Pollen abgelegt werden. Das Wachs wird aus einer Substanz hergestellt, die von Drüsen auf dem Bauch der Biene produziert wird. Die Biene vermischt es mit Pollen und Propolis. Seine Farbe schwankt von fast Weiß bis fast Schwarz, je nachdem, aus welchen Blütenquellen die

Pollen und die Propolis stammen. Die Aufzucht der jungen Bienen erfolgt in den Brutkammern des Bienenstocks, das Wachs ist hier dunkler als das Wachs der Honigwabe, da sich in den Brutzellen Verschmutzungen schneller anhäufen.

Das hochwertigste Bienenwachs stammt aus den Abdeckungen der Honigwabe – dem Teil der Wabe, der die Kammern versiegelt, in denen der gesammelte Honig liegt. Die Abdeckungen werden vor dem Ernten des Honigs abgeschnitten und an Wachskäufer zum Gebrauch in Handwerk und Industrie verkauft. Pro 50 Kilogramm Honig wird ein halbes bis ganzes Kilogramm Wachs produziert.

Bienenwachs findet in pharmazeutischen und Hautpflegeprodukten ein weites Verwendungsfeld. Es wirkt antiseptisch, entzündungshemmend und infektionsbekämpfend. Für die Ohrkerzen wird das Bienenwachs geschmolzen und mit verschiedenen Zutaten wie Kräuterextrakten getränkt. Das Grundmaterial der Ohrkerzen (Baumwolle, Flachsbaumwolle oder Hanf) wird in diese Mischung getunkt, die der Ohrkerze nach dem Trocknen ihre Form und Festigkeit verleiht. Bienenwachs besitzt wasserbindende Eigenschaften, die dazu beitragen, festes Ohrenschmalz zu erweichen und zu lösen.

Bienenwachskerzen werden in Gotteshäusern viel verwendet, da Bienenwachs ungiftig ist, sauber brennt, ohne nennenswert zu tropfen und nur wenig sichtbaren Rauch produziert. Diese Eigenschaften machen es auch zur idealen Wahl beim therapeutischen Einsatz der Ohrkerzen. Die Haltbarkeit von Bienenwachs ist praktisch unbegrenzt. Bienenwachs, das in alten ägyptischen Gräbern gefunden wurde, hatte noch nach tausenden von Jahren seine Biegsamkeit bewahrt.

Betakarotin (Vitamin A)

Betakarotin ist das Molekül, das Karotten orangefarbig macht. Es gehört zur chemischen Familie der Karotinoide, die in vielen Obst- und Gemüsesorten (insbesondere Karotten) sowie in einigen tierischen Produkten wie Eidotter zu finden sind. Karotinoide wurden im frühen 19. Jahrhundert erstmals isoliert und werden seit den 1950er-Jahren als Farbstoff für Nahrungsmittel verwendet. Betakarotin ist eine sehr wichtige Vorstufe von Vitamin A (Provitamin A) und verfügt auch über antioxidierende Eigenschaften, die krankheitsvorbeugend wirken können. Seine wichtigste Aufgabe bei den Ohrkerzen ist die Stärkung des Immunsystems.

Kamille (Chamomilla)

Die Kamille ist eine mehrjährige Pflanze mit kleinen Blüten, die den Gänseblümchen ähneln. Der Name leitet sich aus dem Altgriechischen ab und bedeutet »Erdapfel«. Die Kamille erhielt den Namen wahrscheinlich wegen ihres apfelähnlichen Geruchs. Es gibt viele Kamillenarten – für Ohrkerzen wird am häufigsten die Römische Kamille (Anthemis nobilis) verwendet. Die Kamille besitzt viele medizinische Eigenschaften, die wichtigsten sind ihre analgetischen, entzündungshemmenden, lindernden und beruhigenden Wirkungen.

Auf körperlicher Ebene beruhigt die Kamille entzündete Haut und wird zur Behandlung von Sonnenbrand eingesetzt. Sie ist bei Schmerzzuständen wie Ohren-, Kopf- und Halsschmer-

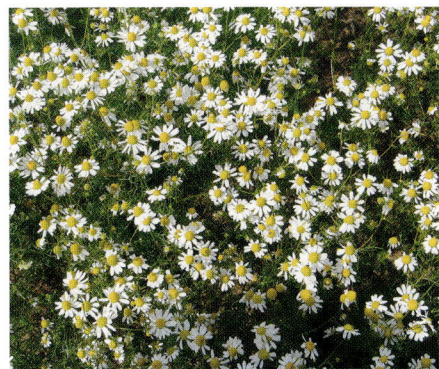

Römische Kamille *(Anthemis nobilis)*

zen hilfreich. Kamille wirkt auch bei allergischen Zuständen günstig und wird Kosmetikprodukten häufig als Antiallergikum zugesetzt. Sie regt das Immunsystem an und wehrt Infektionen ab. Auf emotionaler Ebene löst die Kamille nervöse Spannungen und stressbedingte Zustände und fördert einen erholsamen Schlaf. Ihre Wirkungen sind zugleich spürbar und sanft, sodass sie eine gute Wahl für die Behandlung von Kindern wie Erwachsenen darstellt.

Honig

Honig ist die süße Flüssigkeit, die von Bienen aus Blütennektar hergestellt wird. Nachdem die Bienen den Nektar gesammelt und in ihrem Magen gespeichert haben (wo verschiedene Prozesse stattfinden), geben sie ihn in Form von süßem Sirup (Honig) wieder ab und lagern ihn in ihrem Bienenstock,

wo er ihnen während des Winters als Nahrung dient. Wegen seines hohen Zuckergehalts, der Bakterien abtötet, verdirbt Honig nicht und ist ein natürliches Konservierungsmittel.

Die Heilwirkungen des Honigs sind seit vielen Jahrhunderten bekannt. Griechische Gelehrte wie Hippokrates und Aristoteles verwendeten Honig als Heilmittel bei Hautproblemen, wunden Stellen und Atembeschwerden. Jahrhundertelang wurde Honig zur Wundbehandlung eingesetzt – im Ersten Weltkrieg eine übliche Praxis. Kleopatra nutzte den Honig zur Faltenvorbeugung und um ihre Haut geschmeidig zu halten. Honig ist reich an Vitaminen und Mineralstoffen und findet seinen Platz sowohl in der Küche als auch im Arzneischrank. Seine antiseptischen

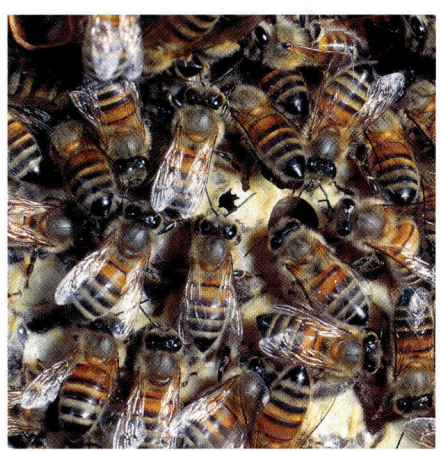

Honigbienen liefern viele nützliche Produkte

21

Qualitäten bekämpfen Infektionen, und er wird zur Linderung bei Husten und Halsschmerzen eingesetzt. Wegen seiner wasserbindenden Eigenschaften ist er in vielen Hautpflegeprodukten enthalten. Diese Eigenschaften können auch dazu beitragen, festes Ohrenschmalz zu erweichen und zu lösen.

Propolis

Propolis ist eine klebrige Substanz, die von den Bienen produziert und zum Bau und Schutz des Bienenstocks verwendet wird. Sie wird aus Harzen gebildet, die von den Bienen an den Knospen von Pappeln, Birken und Kiefern gesammelt werden. Die Bienen kauen dieses Harz, und durch die Vermischung mit ihrem Speichel entsteht Propolis. Diese verwenden sie zum Abdichten der Öffnungen im Bienenstock und um den Bienenstock keimfrei zu halten, wodurch sie sich vor Krankheiten schützen.

Von der Wissenschaft wurde die Bedeutung von Propolis erst vor kurzem erkannt, obgleich der Gebrauch von Propolis bereits in medizinischen Texten Ägyptens im Jahr 1550 v. Chr. erwähnt wird. Hippokrates, der Begründer der modernen Medizin, empfahl Propolis zur Wundbehandlung, und der römische Naturforscher Plinius gab an, Propolis könne wunde Stellen heilen, abschwellend wirken und Gift und Eiter

aus Abszessen lösen. In der Volksmedizin wurde Propolis im gesamten Mittelalter verwendet und als offizielle Droge in der *London Pharmacopoeia* genannt, einem 1618 für die Londoner Apotheker (Chemiker oder Pharmazeuten) herausgegebenen Buch, in dem alle Heilmittel typisiert und die Rohstoffe aufgelistet wurden, aus denen sie hergestellt werden konnten. Propolis war ein traditionelles Heilmittel bei schweren Infektionen wie Malaria, Tuberkulose und Mundsoor. Heutzutage ist Propolis in Naturkostläden in flüssiger Form, als Kapsel, Tablette und Salbe erhältlich und ist ein Bestandteil der Ohrkegel und Ohrentropfen der Firma Otosan.

Salbei

Es gibt viele Salbeiarten. Für Ohrkerzen wird am häufigsten der Echte Salbei *(Salvia officinalis)* verwendet. Der Name zeigt bereits, welche Bedeutung diese Pflanze in der Geschichte als Heilmittel genoss. Der lateinische Name *Salvia* bedeutet Heilung – dies kann als Heilung von körperlicher Krankheit oder Heilung auf spiritueller Ebene verstanden werden. Der römische Name für Salbei, *Herba sacra* (»heiliges Kraut«), zeigt die hohe Wertschätzung. Die Römer hielten für die Salbeiernte eine besondere Zeremonie ab. Die Indianer verwendeten traditionell Räucherbündel aus Salbei, um negative Energie zu vertreiben. Physisch

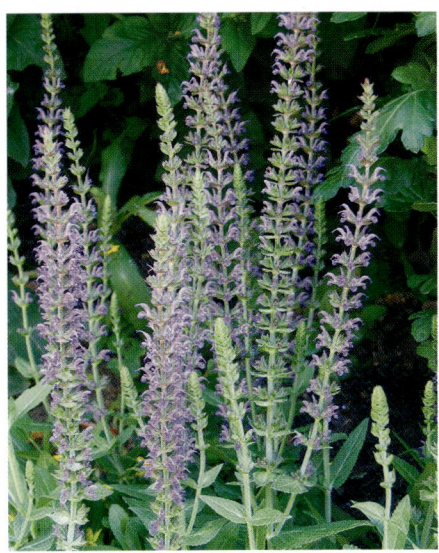

Salbei *(Salvia officinalis)*

hat Salbei eine beruhigende Wirkung auf das Nervensystem, kann Kopfschmerzen beseitigen, bei Atemproblemen helfen und weitere stressbedingte Zustände lindern.

Johanniskraut

Johanniskraut oder *Hypericum perforatum* hat kleine gelbe Blüten und schwarz getüpfelte Blätter. Seine Blüten werden wegen des natürlichen Bestandteils Hypericum gesammelt und getrocknet. Der Name Hypericum stammt von den griechischen Worten *hyper* (über, oberhalb) und *eikon* (Bild) ab und bezieht sich auf den Brauch, die Pflanze am 24. Juni, dem Johannistag, zur Abwehr von allem Bösem über ein

Bild zu hängen. Der Gattungsname *perforatum* leitet sich von den kleinen Löchern in den Blättern ab, die man gegen das Licht erkennen kann.

Eine im *Evening Standard's Metro Magazine* (11. Februar 2005) zitierte Studie, in der die Wirksamkeit von Johanniskraut mit dem Antidepressivum Paroxetine (auch als Serotax bekannt) verglichen wurde, berichtete, dass Johanniskraut »als Antidepressivum ebenso wirksam ist wie ein verschreibungspflichtiges Medikament … Die Hälfte der Patienten, die mit Johanniskraut behandelt wurden, fühlten sich nach sechs Wochen weniger deprimiert, aber nur ein Drittel der Patienten, die mit Paroxetin behandelt wurden, empfanden in demselben Zeitraum eine Besserung …« Laut dieser Studie von 224 Patienten mit mäßigen bis schweren Depressionen soll Johanniskraut auch weniger Nebenwirkungen wie Magenschmerzen verursachen. Johanniskraut erhöht die Konzentrationen der »Wohlfühlhormone« Serotonin

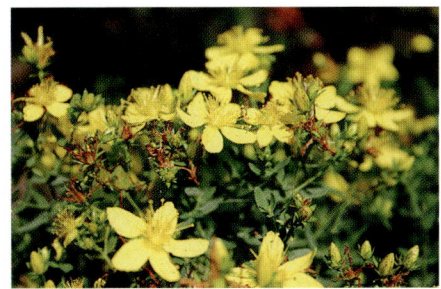

Johanniskraut *(Hypericum perforatum)*

und Dopamin und wird heute verbreitet als natürliches Antidepressivum eingesetzt. Es fördert den Heilungsprozess und stärkt das Nervensystem. Es dient auch zur Behandlung von Stress, innerer Unruhe, Schlafstörungen und Spannungskopfschmerz.

Bei oraler Einnahme führt Johanniskraut dazu, dass bestimmte Medikamente zu schnell im Körper verstoffwechselt werden und daher weniger wirksam sind. Dazu gehören andere Antidepressiva, die Antibabypille, Blutverdünnungsmittel und cholesterinsenkende Medikamente. Die orale Einnahme ist auch während der Schwangerschaft kontraindiziert. Patienten, die Medikamente einnehmen (auch frei verkäufliche Produkte), wird geraten, ihren Arzt oder Apotheker um Rat zu fragen, bevor sie Produkte verwenden, die Johanniskraut enthalten. Da Johanniskraut bei Ohrkerzen nicht oral eingenommen wird, führen die Hersteller die geringe Menge nicht als Gegenanzeige auf. Sollten Sie jedoch Zweifel haben, lassen Sie sich vor der Anwendung bitte professionell beraten oder wählen Ohrkerzen ohne diesen Bestandteil.

Ätherische Öle

Bei einigen Ohrkerzen werden die traditionellen Bestandteile mit ätherischen Ölen kombiniert, konzentrierten organischen Substanzen, die aus der Pflanzenwelt gewonnen werden. Ätherische Öle sind in winzigen Mengen in sehr vielen Pflanzen enthalten und werden oft als die »Lebenskraft« oder das »Hormon« der Pflanze bezeichnet. Sie sind für die Pflanzenwelt essenziell und spielen eine wichtige Rolle im Pflanzenstoffwechsel. Sie schützen z. B. vor Krankheit, besitzen antibakterielle Qualitäten, und ihr Duft wirkt auf bestimmte Tiere/Insekten anziehend bzw. abstoßend. Der Duft einer Pflanze, eines Krautes oder Gewürzes ist von ihrem Gehalt an ätherischen Ölen abhängig.

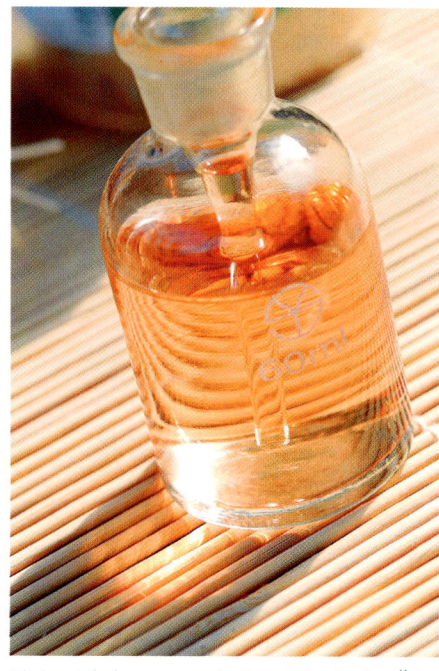

Einige Ohrkerzen enthalten ätherische Öle

Ätherische Öle unterscheiden sich stark von fetten Ölen, ihre Konsistenz ähnelt eher Wasser als Öl. Ihre chemische Zusammensetzung ist komplex, sie sind stark flüchtig. Jedes ätherische Öl hat seinen einmaligen Geruch und einmalige therapeutische Eigenschaften.

Verschiedene Arten von Ohrkerzen

Es sind verschiedene Arten von Ohrkerzen erhältlich. Einer der Marktführer ist die deutsche Firma Biosun, die 1984 gegründet wurde. 1985 stellte sie einen Kontakt zu den traditionellen Hopi-Indianern her, und nach verschiedenen Zusammenkünften mit Hopi-Ältesten entwickelte die Firma Ohrkerzen auf der Grundlage der traditionellen pflanzlichen Zusammensetzung, allerdings vorwiegend mit Baumwolle und nicht mit Blättern wie die Hopi-Indianer. Es gibt auch mehrere Arten von Grundmodellen und Ohrkegeln, die unter verschiedenen Markennamen im Handel sind.

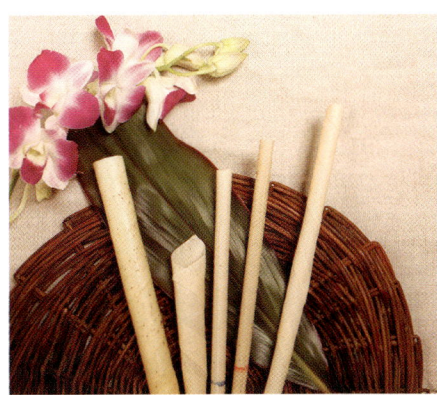

Eine Auswahl von Ohrkerzen

Faktoren, nach denen Ohrkerzen ausgewählt werden

- Größe und Form
- Bestandteile
- Sicherheitsmerkmale
- Komfort

Größe und Form

Die Kerzen können zylindrisch oder kegelförmig sein und sich in Durchmesser und Länge unterscheiden. Das Ende der Kerze, das ins Ohr eingeführt wird, kann konisch oder gerade sein. Die Kerzennaht ist spiralförmig oder gerade. Größe und Form der Kerze wirken sich entscheidend auf den Benutzerkomfort und die Brenndauer der Kerze aus.

Bestandteile

Einige Kerzen bestehen nur aus Baumwolle, Flachsbaumwolle oder Hanf und sind mit Bienenwachs besprüht. Andere sind zusätzlich mit Zutaten wie Honig oder Kräuterextrakten getränkt. Traditionell erfolgte die Auswahl der Kräuter anhand ihrer günstigen Wirkung auf Ohr, Nase und Rachenraum und aufgrund ihrer Fähigkeit, das Immunsystem anzuregen. Die Farbe der Kerzen hängt von der Qualität des Bienenwachses und den verwendeten Zutaten ab.

Sicherheitsmerkmale

Produkte mit der CE-Kennzeichnung sind zertifizierte Medizinprodukte gemäß der Richtlinie 93/42/EWG für Medizinprodukte und wurden strengen Tests hinsichtlich ihrer Qualität und Sicherheit unterzogen. Die Kerze sollte in irgendeiner Form einen Filter enthalten, damit heißes Wachs oder andere Bestandteile während der Behandlung nicht ins Ohr des Klienten gelangen können.

Eine Sicherheitslinie am unteren Ende der Kerze zeigt an, wann die Kerze gelöscht werden soll. Die Kerzen sollen in einer verschlossenen Verpackung (Tüte oder Behälter) verkauft werden und Informationen zu den Bestandteilen sowie eine gut verständliche Anleitung enthalten. Die Kerzen sind vor Wärme und direkter Sonneneinstrahlung geschützt aufzubewahren, damit sie ihre Form behalten. Sollten sie sich jedoch leicht verformt haben, lassen sie sich problemlos wieder in Form bringen.

Bequemlichkeit

Wichtig ist die Bequemlichkeit des Patienten während der Behandlung, damit er das Erlebnis entspannt genießen kann. Die aktuellen Kerzen (wie die der Firma Biosun), die bei moder-

nen Behandlungen verwendet werden, sind zylindrisch geformt, sodass das Ohr des Patienten nicht durch spitze Gegenstände verletzt wird. Bei Kindern oder Erwachsenen mit sehr kleiner Gehörgangsöffnung können die Otosan-Ohrkegel angenehmer sein. Die Sicherheitsmerkmale wie die »maximale Abbrennlinie« gewährleisten, dass die von der Kerze abstrahlende Wärme für den Klienten nicht unangenehm wird.

Hopi-Ohrkerzen

Am bekanntesten sind die zylindrischen Ohrkerzen der Firma Biosun, die seit über zwanzig Jahren auf dem Markt sind. Sie sind etwa 22 cm lang, haben einen Durchmesser von 8 mm und eine Brenndauer von 10–12 Minuten. Die Bestandteile sind Baumwolle, reines Bienenwachs, Honigextrakt und traditionelle Kräuter wie Salbei, Johanniskraut und Kamille. Erhältlich ist auch eine Auswahl an Kerzen mit reinen ätherischen Ölen.

Zu den Sicherheitsmerkmalen gehört der rote oder grüne Streifen (Abbrennmarkierung) rund um die Kerze und ein speziell entwickelter Sicherheitsfilter, der eine einfache und sichere Anwendung gewährleistet. Die Enden der Kerzen sind überwiegend gerade und stumpf, sodass sie nicht zu weit ins Ohr gesteckt werden können (was auch durch die gewundene Form des

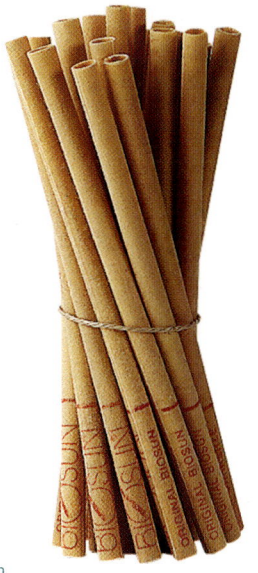

Biosun
Ohrkerzen

heitsmerkmalen der Otosan-Ohrkegel gehört eine Schutzscheibe, die das Ohr und den Kopfbereich vor Wärme und Verbrennungen schützt sowie ein Flammenstopp-Ring, der die Flamme bei Behandlungsende automatisch löscht. Die Ohrkegel sind zudem mit einem Tropfschutz in Form eines Ventils statt eines Filters ausgestattet. Dieser sorgt dafür, dass die aufsteigende Luft nicht behindert wird, aber auch kein Kerzenmaterial ins Ohr tropfen kann. Dies macht die Ohrkegel einfach, sicher und praktisch in der Anwendung. Mit ihrer kürzeren Brenndauer von 5–7 Minuten sind sie auch für die Behandlung von Kindern oder für Klienten geeignet, die für eine längere Sitzung keine Zeit haben.

Gehörgangs verhindert wird). Biosun Ohrkerzen werden regelmäßig von unabhängigen Instituten getestet und sind gemäß der Medizinprodukterichtlinie 93/42/EWG als Medizinprodukt der Klasse IIa zugelassen.

Die Bestandteile sind Flachsbaumwolle, Bienenwachs und Propolis. Otosan pro-

Ohrkegel

Auf dem Markt sind mehrere unterschiedliche Ohrkegel erhältlich. Marktführer bei Ohrkegeln ist die italienische Firma Otosan, deren Ohrkegel hinsichtlich Sicherheit und Qualität den EU-Vorschriften 93/42/EEC entsprechen. Oben sind sie weiter und insgesamt kürzer als die traditionellen Hopi-Ohrkerzen. Zu den Sicher-

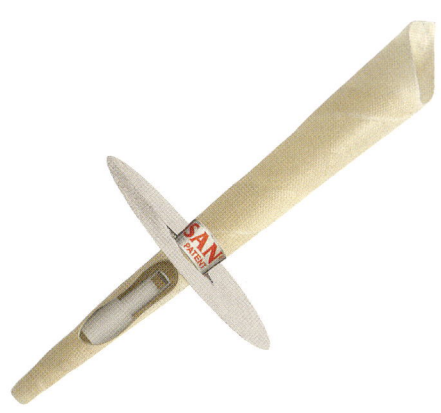

Ein Otosan-Ohrkegel

duziert auch Ohrentropfen auf Ölbasis, die mit Propolis und Kräutern angereichert sind und eine ausgezeichnete Wirkung haben, um Reizungen im Gehörgang und Ohrbereich zu lindern.

Einfache Kerzen (Grundmodell)

Sie werden normalerweise als »natürliche Ohrkerzen« verkauft und sind Kerzen aus Flachsbaumwolle oder Hanf mit Bienenwachs ohne weitere Zusätze. Einige Hersteller setzen ihnen ätherische Öle und Kräuter zu, die dann deklariert werden. Die meisten dieser Kerzen werden in den USA oder in Kanada hergestellt. Die Baumwolle oder der Hanf stammen in der Regel aus biologischem Anbau und sind ungebleicht, das Bienenwachs stammt aus Quellen vor Ort.

Es gibt viele verschiedene Ohrkerzen zu kaufen. Ihre Größe und Form ist unterschiedlich und wirkt sich auf die Brenndauer aus. Diese einfachen Produkte sind in der Regel ohne Sicherheitsmerkmale, sodass die Anweisungen des Herstellers sorgfältig einzuhalten sind. Die Kerzen sind eine preiswertere Alternative zu den Produkten der Marktführer. Viele dieser

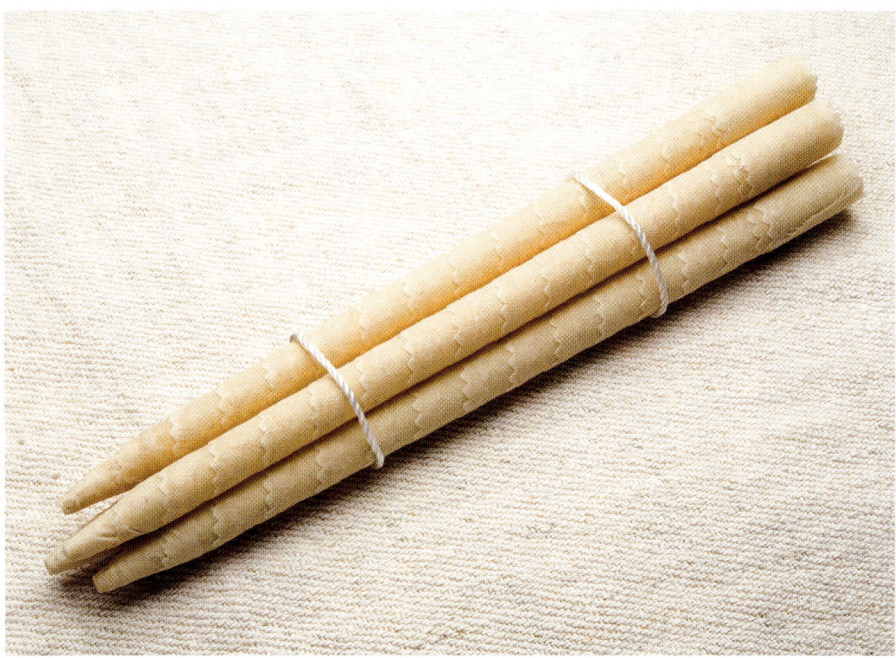

Einige einfache »natürliche« Ohrkerzen

Kerzen sind sehr groß und einige Hersteller empfehlen, nur eine Kerze für die Behandlung beider Ohren zu verwenden. In diesem Fall soll die Kerze bis zu einer Markierung herunterbrennen, wird sorgfältig gelöscht und man schneidet das Ende ab, bevor die Kerze wieder entzündet und in das andere Ohr eingeführt wird.

HÄUFIGE FRAGEN

Ist die Anwendung von Ohrkerzen sicher, die Paraffinwachs oder Sojabohnenwachs enthalten?

Paraffin ist ein Nebenprodukt der Petroleumraffinierung und setzt hohe Mengen toxischer Chemikalien frei wie Benzol (genau wie die Autoabgase) und Aceton, die beide als krebserregend bekannt sind. Paraffinwachs produziert beim Brennen viel Ruß, der die Zimmerluft und die Lungen verschmutzt. Unserer Meinung nach kann das Einatmen toxischer Abfallprodukte nicht therapeutisch sein. Einige Kerzen werden aus gereinigtem Paraffin oder aus lebensmitteltauglichem Paraffin hergestellt, das auch als Überzug von Käse oder Schokolade verwendet wird, um diesen ein glänzendes Aussehen zu verleihen. Diese Paraffine verbrennen recht sauber, haben aber nicht denselben therapeutischen Wert wie Bienenwachs.

Soja-Ohrkerzen werden aus Sojabohnen angefertigt. Sie sind ungiftig, produzieren keinen Ruß, sind zu 100 % biologisch abbaubar und brennen 50 % länger und bei niedrigerer Temperatur als Paraffin. Ein großer Anteil der Sojabohnenernte ist heutzutage aber genetisch verändert oder es werden genetisch unveränderte Produkte mit genetisch veränderten Sojabohnen gemischt.

Kann ich Ohrkerzen verwenden, die eine Fertigmischung ätherischer Öle enthalten, wenn ich kein Aromatherapeut bin?

Da Sie die Öle nicht selbst mischen und man davon ausgehen kann, dass die Hersteller gewährleistet haben, dass die ätherischen Öle nur in sicherer Menge enthalten sind, können Sie Kerzen verwenden, die eine Fertigmischung ätherischer Öle enthalten. Es bestehen einige Gegenanzeigen für bestimmte ätherische Öle, die in der Aromatherapie Verwendung finden. Da aber nur winzige Mengen dieser Öle in den Kerzen enthalten sind, werden von den Herstellern die Gegenanzeigen für ätherische Öle nicht systematisch genannt. Im Zweifelsfall sollten Sie sich an den Hersteller wenden.

Ist die Verwendung von Ohrkerzen sicher, die keinen Filter enthalten?

Der Filter soll verhindern, dass Reste der Ohrkerze ins Ohr fallen. Wenn Sie eine Biosun Ohrkerze öffnen, sehen Sie, dass dieser Rest über dem Filter verbleibt und ohne diesen Filter in den Gehörgang gelangen könnte. Einige Versicherungsgesellschaften werden Ihnen keinen Versicherungsschutz gewähren, wenn Sie einfache Ohrkerzen verwenden, die nicht gemäß dem Europäischen Medizinproduktegesetz klassifiziert und zertifiziert sind.

Bei Kerzen ohne Filter empfehlen einige Hersteller, ein kleines Stück Verbandmull von unten etwa ein Viertel der Kerzenhöhe hinaufzuschieben (bis unter die maximale Abbrennlinie). Dies kann den Luftstrom zwar leicht behindern, ist aber sicherer, als die Kerze ohne Filter zu verwenden.

Was sind kanadische Ohrkerzen?

Dabei handelt es sich um unterschiedliche natürliche Ohrkerzen, die aus Kanada importiert werden. Sie werden aus reiner Baumwolle und vor Ort produziertem Bienenwachs hergestellt und enthalten normalerweise keine Zusatzstoffe. Einige enthalten Kräuter, die aufgeführt sein sollten. Die Enden sind angeschrägt und leicht abgerundet, damit sie bequem ins Ohr passen. Die Kerzen sind im Allgemeinen 25,5 cm lang und 1,27 cm weit. Auch hier gilt wie für alle Ohrkerzen, dass die Behandlung im Idealfall von jemandem durchgeführt werden sollte, der im Umgang damit geschult wurde.

Wie wirken Ohrkerzen?

Es gibt übereinstimmende Berichte über den positiven Einfluss der Ohrkerzen auf die Gesundheit und viele Spekulationen darüber, »wie die Ohrkerzen funktionieren«. Manche Menschen finden es belustigend, dass jemandem eine »Kerze« auf das Ohr gesetzt wird, die gesundheitsfördernd wirken soll. Wie kann eine einfache Ohrkerze so viel bewirken?

Die Tatsache, dass Ohrkerzen in vielen Kulturen eine reiche und lange Geschichte aufweisen zeigt, dass sie ein wirksames Heilmittel sind, das heute so nutzbringend ist wie früher. Die moderne Forschung hat nachgewiesen, was unsere Vorfahren instinktiv wussten: Ohrkerzen wirken auf körperlicher, emotionaler und auf der subtilen Energie-Ebene. Diese Aspekte wollen wir uns genauer anschauen.

Körperlich

Sanfte Massage- und Saugeffekte

Die Ohrkerze ist eine hohle Röhre oder ein hohler Kegel, ihr Zentrum ist eine Luftsäule und kein fester Körper. Wird die Kerze oben angezündet, erwärmt sich die aufsteigende Luftsäule im Inneren der Kerze. Auch wenn die Kerze weiter herunterbrennt, erwärmt sie oben weiterhin die in der Mitte aufsteigende Luftsäule. Die aufsteigende Luftsäule produziert durch den Kamineffekt unten in der Kerze eine sehr sanfte Saugwirkung, die dazu beiträgt, verfestigtes Ohrenschmalz zu lösen.

Gleichzeitig verdampfen das Bienenwachs und weitere Bestandteile (mit denen das Material der Röhre oder des Kegels getränkt ist). Diese teils leicht öligen Bestandteile machen einen Teil der Luft im Inneren der Kerze schwerer und lassen diese schwerere Luft in den Gehörgang sinken. Durch die sich entwickelnde Hitze entstehen Druck- und sanfte Schallwellen, die das Trommelfell massieren. Selbst die leichteste Bewegung des Trommelfells wird ins Mittel- und Innenohr übertragen, somit erhalten alle Ohrstrukturen eine sanfte Massage. Da Ohr, Nase, Nebenhöhlen und Rachen miteinander verbunden sind, kommt es im Ohr und in den gesamten oberen Atemwegen zu einer Regulierung und einem Druckausgleich. Die Benutzer beschreiben häufig eine beruhigende, erleichternde Emp-

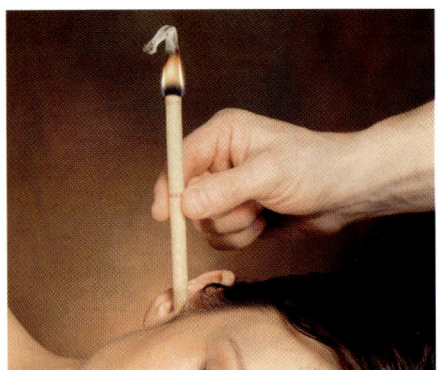

Eine angezündete Biosun Ohrkerze

findung im Ohr und im Kopfbereich, da die Nebenhöhlen drainiert und gereinigt werden. Oft beobachtet der Behandelte eine freiere Nasenatmung und einen verbesserten Geruchssinn (selbst wenn vor der Behandlung die Nase verstopft war) sowie ein wunderbares Gefühl der Entspannung.

Das intakte Trommelfell verhindert, dass die Dämpfe weiter als bis ins äußere Ohr gelangen. Es wird allerdings spekuliert, einige Moleküle könnten die Membran durchdringen. Es entsteht kein Vakuum, denn sonst könnte der Behandelte nicht das zischende Geräusch der herunterbrennenden Inhaltsstoffe wahrnehmen. Vakuum könnte zudem das Trommelfell schädigen.

Entgegen der Behauptung mancher Menschen, wird weder Ohrenschmalz noch etwas anderes aus dem Gehörgang »gesaugt«, da die Saugwirkung nur sehr

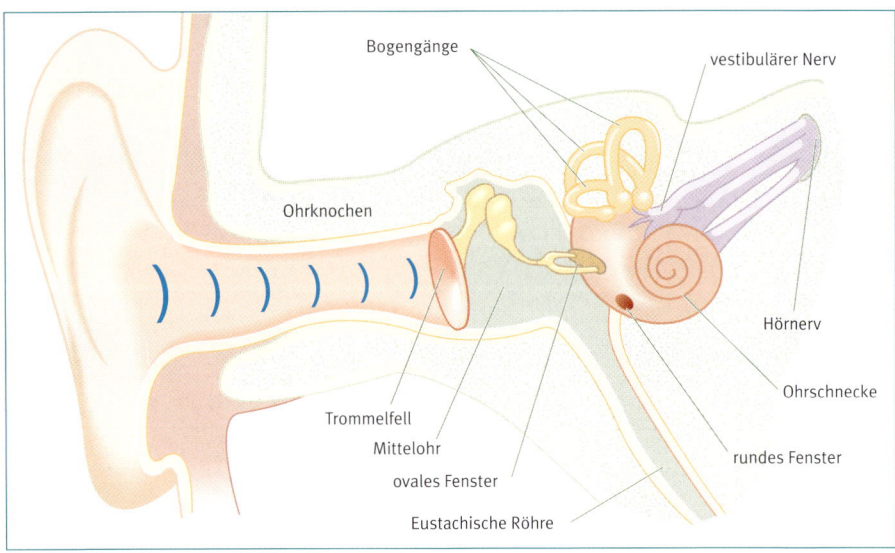

Schall- und Druckwellen massieren das Trommelfell

leicht ist. Laboranalysen der Kerzenreste nach der Behandlung zeigten, dass »kein Ohrenschmalz, keine Hautzellen oder Haare nachgewiesen wurden« (Sceats, 2004). Öffnet man eine Ohrkerze nach der Behandlung, ist deutlich zu sehen, dass sich die Rückstände immer oberhalb des Filters befinden, nie darunter. Es kann also nichts anderes sein als Bienenwachs oder Pulver der Ohrkerze selbst. Dieselben Rückstände werden auch gefunden, wenn man eine Ohrkerze einfach herunterbrennen lässt, ohne sie ins Ohr einzuführen, sie dann abkühlen lässt und öffnet. Unserer Erfahrung nach (die klinisch nicht nachgewiesen ist) können die unterschiedlichen Rückstandsmengen, die über dem Filter gefunden werden, den Zustand der Ohren und der umliegenden Strukturen widerspiegeln, wobei normalerweise bei schwerwiegenderen Problemen mehr Rückstände bleiben. Probleme wie verfestigtes Ohrenschmalz verkleinern den Raum, in dem die Dämpfe zirkulieren können, und Probleme mit anderen Teilen der Ohren und den benachbarten Strukturen können die Wärmeenergie der Kerze binden, sodass sie weniger Inhaltsstoffe verbrennen kann. In den meisten Fällen haben wir festgestellt, dass schwerwiegende Zustände zu mehr Rückständen nach der Behandlung führten.

In einem Bericht, den der Wissenschaftliche Beirat der Firma Biosun

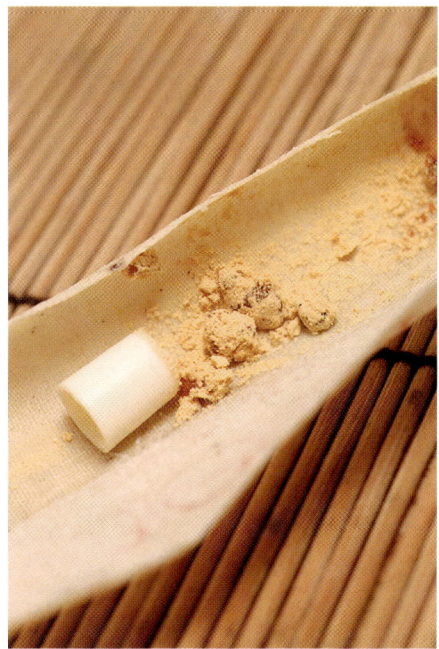

Ohrkerzenrückstände bleiben über dem Filter

über den Gebrauch von Ohrkerzen durch Ärzte bei der Behandlung von »Erkrankungen der Ohr- und Kopfregion sowie bei der Reduzierung endogener Stressfaktoren« veröffentlichte, wurde festgestellt, dass »die physikalischen Luftdruckschwankungen, die durch den Verbrennungsprozess innerhalb der Röhre entstehen, eine druckausgleichende Wirkung auf das Trommelfell haben und die Sekretion in den Stirn- und Nebenhöhlen fördern. Gleichzeitig werden wichtige Energiepunkte und Reflexzonen angeregt.« Die Punkte mehrerer wichtiger Energiemeridiane (siehe Seite 41) liegen in Ohrnähe, und auch das Ohr selbst ist reich an Reflexpunkten. Auf Seite 99 zeigen wir ein Diagramm dieser »Akupunkte«.

Wärme

So wie man die Wärme eines offenen Feuers nicht nur direkt über diesem Feuer spürt, strahlt auch die Wärme der Kerzenflamme in alle Richtungen aus und erwärmt die Umgebungsluft. Brennt die Kerze herunter, sodass sich die Flamme dem Ohr nähert, wird die Strahlungswärme stärker. Die Sicherheits-Markierungslinie auf den Biosun Ohrkerzen zeigt an, wann die

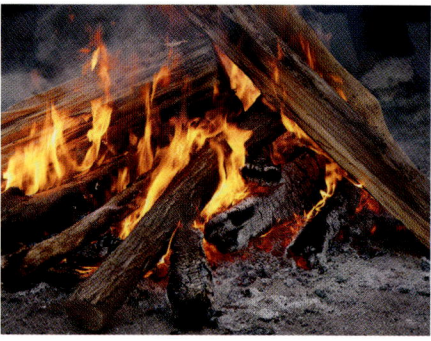

Strahlungswärme eines offenen Feuers

Kerze aus dem Ohr entfernt werden sollte, damit die Wärme nicht unangenehm wird. Die Position dieser Linie wurde nach strengen Tests festgelegt, um die Sicherheit und den Komfort des

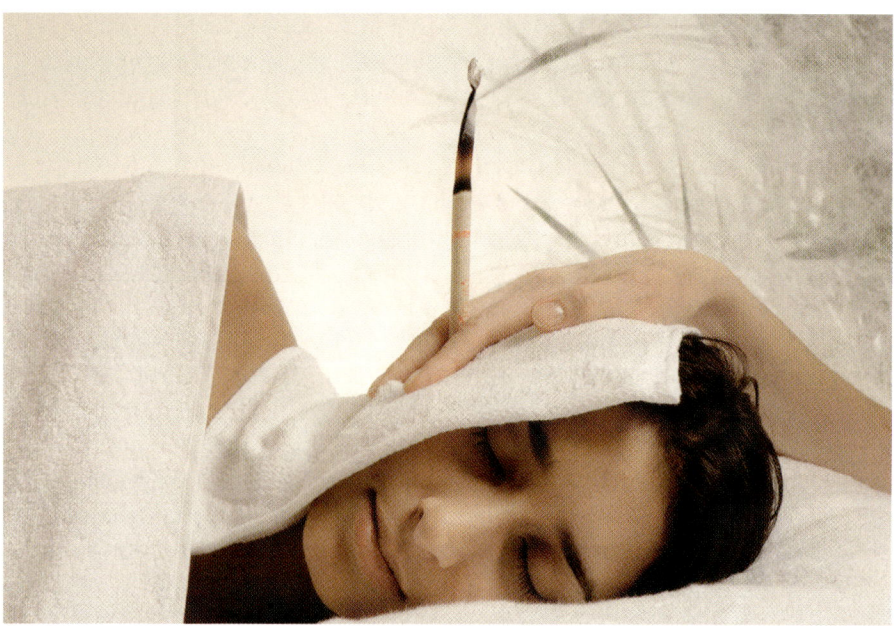

Die Handwärme des Therapeuten beruhigt die Ohrregion

Benutzers zu gewährleisten. Otosan-Ohrkegel enthalten an dieser Stelle einen Flammenstopp-Ring.

Auch wenn die Dämpfe im Inneren der hohlen Röhre leicht warm sind, wird die Unterseite der Ohrkerze (die sich am Eingang des Gehörgangs befindet) zu keinem Zeitpunkt heiß, da die Temperatur der dampferfüllten Luft in der Kerze sinkt, je weiter diese sich von der Flamme entfernt.

Ein weiteres Element, das Wärme erzeugt, ist die Hand des Therapeuten, der die Kerze im Ohr hält. Naturheilärzte, die regelmäßig Biosun Ohrkerzen in der Tinnitusbehandlung einsetzen, haben berichtet, dass »die lokale Wärmeanwendung die Durchblutung anregt, das Immunsystem kräftigt und den Lymphfluss verstärkt« (1998). Die Wärme in Kombination mit den befeuchtenden Wirkungen der Dämpfe trägt dazu bei, verfestigtes Ohrenschmalz zu erweichen und zu lösen, das bis zu 48 Stunden nach der Behandlung herausfällt und zwar normalerweise unter der Dusche oder über Nacht auf das Kopfkissen.

Dämpfe
Viele Bestandteile der Kerzen wirken beruhigend und besänftigend auf das Nervensystem, bessern Depressionen und fördern den »Wohlfühlfaktor«.

Während des Abbrennens der Ohrkerzen verdampfen die Inhaltsstoffe, und einige Moleküle stimulieren den Geruchsnerv, der Signale ins Gehirn sendet. Am oberen Ende beider Nasenmuscheln befinden sich rund zehn Millionen Geruchsrezeptorzellen mit sechs bis acht winzigen Sensorhaaren (Flimmerhärchen) auf jeder Zelle. Diese Zellen sind insofern einmalig, als sie sich alle 30 Tage erneuern im Gegensatz zu anderen Nervenzellen im Körper, die bei Beschädigung nicht ersetzt werden. Die Geruchsmoleküle aus den Ohrkerzen werden in die Nasenhöhle zurückgetragen, wo sie von den Rezeptorzellen absorbiert werden, die Impulse an das nur 25 mm entfernte Geruchszentrum im Gehirn senden. Dieser alte, geheimnisvolle Teil des Gehirns, bekannt als das limbische System, hängt mit dem Gedächtnis und den Emotionen zusammen. Einige Geruchsmoleküle werden von der Lunge inhaliert, wo sie ins Blut übergehen und durch den Körper transportiert werden.

Berührung
Berührung ist für eine gesunde körperliche und emotionale Entwicklung von wesentlicher Bedeutung und es gibt viele Studien, die ihren Einfluss und ihre Bedeutung nachweisen. Ein berühmtes Experiment, das Ende der 1950er-Jahre von dem Psychologen Harry Harlow mit Rhesusaffen durch-

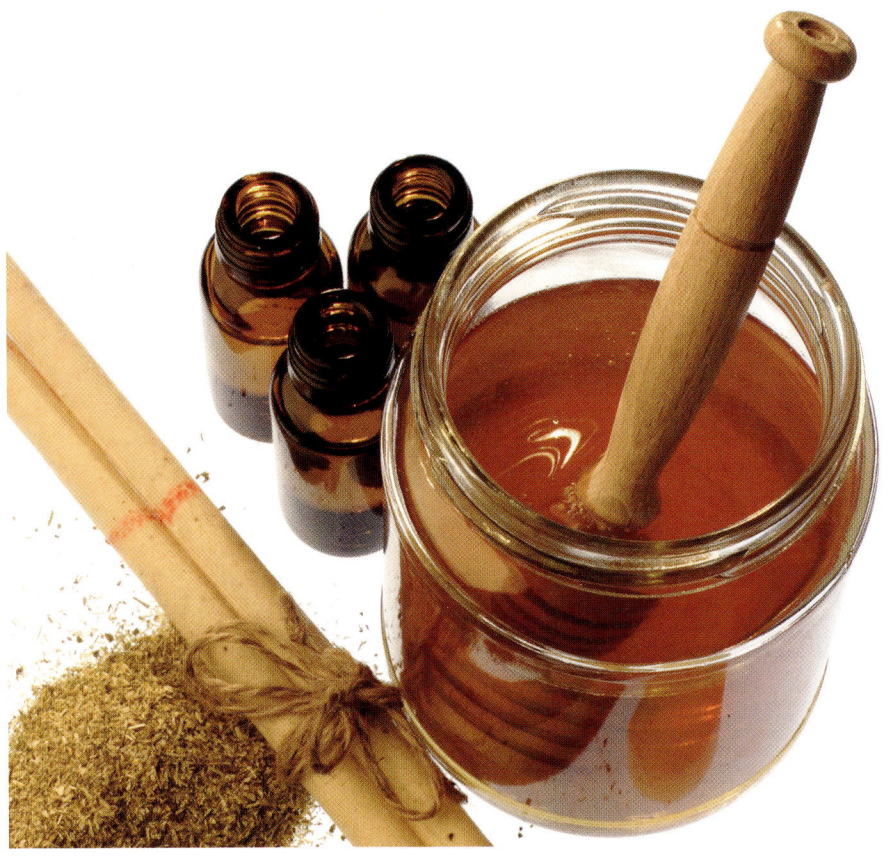

Die verdampfenden Inhaltsstoffe beruhigen und besänftigen das Nervensystem

geführt wurde (die rund 94 Prozent ihres genetischen Erbes mit den Menschen teilen) zeigte, dass Berührung sogar wichtiger ist als Nahrung. Eine Gruppe von Affenbabys wurde von ihren Müttern weggenommen und in einen Käfig mit einer nachgebildeten Ersatz-»Mutter« aus Draht und Milchflaschen anstelle der Brüste gesetzt. Die Babys wurden gefüttert, aber nicht berührt oder gehalten und zeigten bald Anzeichen von Trauma und Depression.

Nun wurde eine andere, weiche Stoff-»Mutter« mit leerer Brust und freundlichem Lächeln in den Käfig gesetzt und innerhalb weniger Tage verschwanden alle Anzeichen eines Traumas, denn die Affenbabys kuschelten sich an den Stoffersatz und liefen nur kurz zu der Drahtmutter, wenn sie hungrig waren.

Am Touch Research Institute (TRI) in Miami, Florida, haben Forscher in Studien über die Wirkungen von Berührung nachgewiesen, dass Berührung bei Kindern und Erwachsenen angstlösend, beruhigend und entspannend wirkt. Das TRI hat über 90 Studien zu den positiven Wirkungen der Berührungstherapie bei vielen medizinischen Indikationen durchgeführt. Zu den signifikanten Ergebnissen gehören verbessertes Wachstum (bei Frühgeborenen), Schmerzreduzierung (Fibromyalgie), weniger Autoimmunprobleme, eine verbesserte Immunfunktion (mehr natürliche Killerzellen bei HIV und Krebs) sowie eine Verbesserung der Aufmerksamkeit und Leistungsfähigkeit.

Hauptursache für die Verbesserung dieser Zustände ist ein Rückgang der Stresshormone. Das Hormon Oxytocin, das bei Berührung freigesetzt wird, senkt die Konzentration an Stresshormonen. 1906 entdeckte der englische Forscher Sir Henry Dale eine Substanz in der Hypophyse, die den Geburtsprozess beschleunigte. Später stellte er fest, dass sie auch die Bildung der Muttermilch fördert. Er nannte das Hormon Oxytocin nach dem griechischen Wort für »schnelle Geburtsarbeit« (Wehentätigkeit). Später wurde nachgewiesen, dass Oxytocin insbesondere bei der Beruhigung von Patienten eine physiologische Rolle spielt und viele vitale Körperfunktionen beeinflusst. Stationär behandelte alte Patienten, die Massagen erhalten, schlafen besser, empfinden weniger Schmerzen, benötigen weniger Medikamente und sind teilweise weniger verwirrt und kontaktfreudiger. Der Grund dürfte der höhere Oxytocin- und Endorphinspiegel sein. Normalerweise denken wir bei dem Hormon Oxytocin an Wehen, da es als Reaktion auf die Gebärmutterkontraktionen in großen Mengen produziert wird. Frauen und Männer weisen aber dieselbe Verteilung an Zellen auf, die Oxytocin produzieren. Sowohl bei Männern als auch bei Frauen kann die Oxytocinkonzentration durch eine Kombination verschiedener Stimuli wie Wärme, Berührung und Massage erhöht werden.

Das Gute dabei ist, dass nicht nur die Person in den Genuss der Oxytocinproduktion kommt, die die »Berührungstherapie« erhält, sondern auch die Person, die die Berührung ausübt. Nach Angaben von Kerstin Uvnas Moberg, der Autorin von *The Oxytocin Factor* (2003), weisen viele Masseure hohe Oxytocinkonzentrationen und geringere Konzentrationen an Stresshormonen sowie niedrigeren Blutdruck auf.

Wissenschaftlich wurde nachgewiesen, dass Berührung Endorphine im Körper freisetzt. Wörtlich bedeutet Endorphin »endogenes Morphin« oder Morphin, das im Körper produziert wird. Morphin ist eine Droge, die euphorische Wirkungen hervorruft und

Schmerzen unterbindet. In ihrem Buch *Molecules of Emotion* (1997) (dt. *Moleküle der Gefühle*, 1999) beschreibt die Neurowissenschaftlerin Candace Pert ihre Forschungsarbeiten über das dynamische Informationsnetzwerk, das die chemischen Stoffe im menschlichen Körper bilden und das Geist und Körper verbindet. Sie äußert: »Aus meinen Forschungsarbeiten mit Endorphinen weiß ich, wie anregend und regulierend Berührung auf unsere natürlichen chemischen Körpersubstanzen wirkt, die zu einem bestimmten Zeitpunkt in der richtigen Dosis wirken müssen,

um unser Wohlbefinden zu steigern.« Daher empfinden Patienten nach jeder Form der Berührungstherapie häufig eine Schmerzlinderung.

Die Ohrkerzen-Methode ist eine sanfte, aber wirksame Berührungstherapie, deren Wirkungen durch eine Massage von Gesicht, Nacken, Ohren und Kopfhaut noch gesteigert werden können. Die Behandlung kann sich deutlich auf die Ausgeglichenheit von Körper und Geist auswirken und für Wohlbefinden sorgen.

PRAXISBEISPIEL

Die folgenden Kurzberichte erhielten wir von den Therapeuten Penny und Linda. Sie zeigen deutlich, welche Auswirkungen die Behandlung auf die Endorphinfreisetzung hat.

Penny schreibt: »Mein 22-jähriger Sohn Stephen hatte einen Arbeitsunfall, bei dem er mehrere schwere Knochenbrüche erlitt, unter anderem eine Fraktur des rechten Oberschenkels. Er ist ein sehr aktiver Mensch und fand es extrem schwierig, Ruhe zu geben. Daher beschloss ich, es mit Hopi-Ohrkerzen zu versuchen, denn er hatte diese Behandlung immer gerne gehabt. Als die Kerzen brannten, stellte ich fest, dass die Flamme auf der rechten Seite sehr hell brannte, auf der linken Seite normal. Beide Kerzen brannten innerhalb von 12 Minuten ab. Als ich die Kerze öffnete, die ich im rechten Ohr verwendet hatte, sah ich, dass die

fast 5 cm langen Wachsrückstände genau wie ein Beinknochen aussahen mit einer Verdickung an Stelle des Femurs! Stephen berichtete, die Schmerzen im Bein hätten sich gebessert. Er bekam nachfolgend noch weitere Behandlungen mit Ohrkerzen sowie Reiki-Behandlungen, und die Ärzte im Krankenhaus waren sehr erstaunt über seine rasche Genesung.«

Linda schreibt aus ihrer Erfahrung: »Eine 51-jährige Frau besuchte an einem Freitag einen Kurs für Ohrkerzenbehandlung. Zu dieser Zeit litt sie seit mehreren Monaten stark unter undefinierbaren Schmerzen im Knie. Am folgenden Wochenende stellte sie fest, dass die Schmerzen praktisch verschwunden waren und inzwischen nur noch vorübergehend und kurzzeitig auftreten. Seltsam, aber wahr!«

Subtile Energie

Aura und Chakra

Jeder Mensch besitzt außer seinem physischen Körper noch ein subtiles Energiefeld, das oft als Aura bezeichnet wird. Dieses Energiefeld durchdringt den physischen Körper und umgibt ihn. Die Energie in dieser Aura wird in den verschiedenen Kulturen unterschiedlich bezeichnet, in China beispielsweise als *chi*, in Japan als *ki* und in Indien als *prana*. Im Westen ist sie als »Lebenskraft« bekannt, denn es heißt, sie sei die universale Energie, die alles Lebendige trägt. Im westlichen Christentum wird diese Energie als Heiligenschein dargestellt, der normalerweise über dem Kopf von Heiligen und Engeln abgebildet wird. Die Aura hat wie der physische Körper eine anatomische Struktur. Die Größe der Aura hängt von der Entwicklungsstufe des einzelnen Menschen ab. Eine größere Aura deutet auf eine höhere Entwicklungsstufe hin.

Innerhalb der Aura gibt es sieben Energiezentren, die so genannten Chakren. Chakra ist ein Wort aus dem Sanskrit und bedeutet »Lichtrad«. Traditionell stellt man sich die Chakren als drehende Energiewirbel vor, die sich auf verschiedenen Höhen vom unteren Ende der Wirbelsäule bis zum Scheitel befinden, den physischen Körper durchdringen und sich in der Aura ausbreiten. Jedes Chakra ist für eine spezielle Schicht der Aura zuständig. Sekundäre Chakren befinden sich in den Handflächen und den Fußsohlen. Chakren sind Tore für den Energie- und Lebensfluss in den Körper und Mittel, durch die

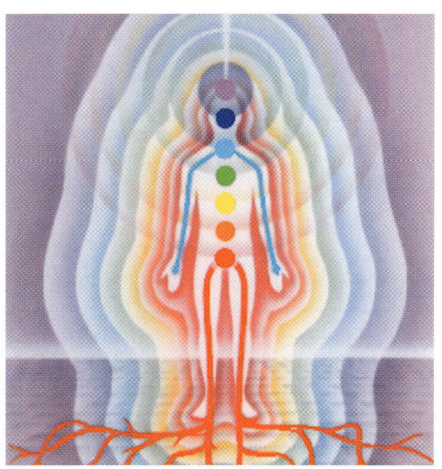

Die menschliche Aura

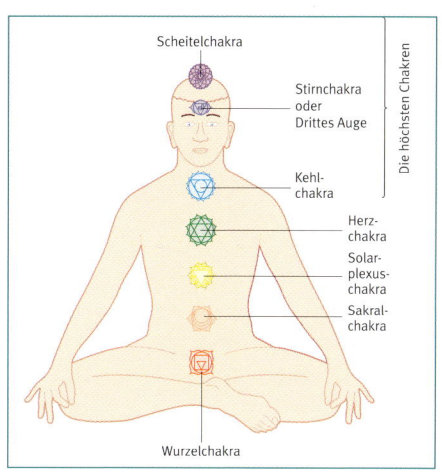

Scheitelchakra

Stirnchakra oder Drittes Auge

Kehl-chakra

Herz-chakra

Solar-plexus-chakra

Sakral-chakra

Die höchsten Chakren

Wurzelchakra

Die sieben Hauptchakren

der Körper mit der Aura in Verbindung treten kann. Für unsere Ahnen war das Wissen über die Chakren ein wichtiger Teil ihres Lebens und wurde durch die Überlieferung in alten Texten lebendig gehalten.

Die Chakren schwingen in unterschiedlichen Frequenzen, angefangen bei der tiefen und langsamen Frequenz des Wurzel-Chakra über mehrere Stufen bis hinauf zur höheren und schnelleren Frequenz des Scheitel-Chakra. Jedes Chakra ist mit einem bestimmten Organ oder einer Drüse sowie mit einer speziellen menschlichen Erfahrung verbunden. Traditionell wird jedes Chakra einem Element und einer Farbe zugeordnet (diese Farben bilden einen Regenbogen):

Chakra	Element	Farbe	Physischer Körper	Menschliche Erfahrung
1 Wurzelchakra	Erde	Rot	Wirbelsäule, Nieren, Nebennieren	Überleben, Sicherheit, Vertrauen, Kraft/Stärke
2 Sakralchakra	Wasser	Orange	Reproduktionssystem, Milz, Blase	Sexuelle Energie, Emotionen
3 Solarplexuschakra	Feuer	Gelb	Leber, Magen, Pankreas	Kraft/Macht und Weisheit
4 Herzchakra	Luft	Grün	Herz, Thymus	Liebe, Mitgefühl
5 Kehlchakra	Äther	Blau	Lunge, Kehle, Schilddrüse, Nebenschilddrüse	Kommunikation, Kreativität, Selbstdarstellung
6 Drittes Auge	Seele	Indigo	Gehirn, Hypophyse	Intuition, Wissen
7 Scheitelchakra	Geist	Violett	Gehirn, Zirbeldrüse	Spirituelles Streben

Die drei tiefen Chakren – Wurzelchakra, Sakralchakra und Solarplexuschakra – stehen in Beziehung zur physischen Ebene, während die drei hohen Chakren – Kehlchakra, Drittes Auge und Scheitelchakra – mit Kommunikation, Wissen und dem spirituellen Bereich zusammenhängen. Das vierte Chakra – das Herzchakra – bildet eine Brücke zwischen den tiefen und hohen Chakren und steht in Beziehung zu Liebe und Mitgefühl.

Die Alltagsaktivitäten wirken sich auf die Chakren-Energie aus, denn die feinstoffliche (subtile) Energie ist dynamisch und verändert sich ständig. Sie ändert sich als Reaktion auf Ernährung, auf Emotionen, körperliche Betätigung, Stress, Verletzungen und Heilung. Alleine schon negative Gedanken verringern die Chakren-Energie, während positives Denken Heilung fördert und die Chakren anregt. Unterdrückte Gefühle wie Furcht, Schmerz, Kummer und Zorn bleiben in der Aura gefangen und lassen die Energie in den Chakren stocken. Auf körperlicher Ebene kann dies zu Müdigkeit, einer Beeinträchtigung des Immunsystems und schließlich zu Krankheit führen. Auf emotionaler Ebene entstehen Gefühle von Disharmonie, Isolation und die Unfähigkeit, Liebe zu geben oder anzunehmen. Die Chakren sind miteinander verbunden, eine Unausgewogenheit in einem Chakra wirkt sich auch auf alle anderen Chakren aus.

Die Meridiane

Die Energie fließt in Bahnen durch den physischen Körper. Diese Bahnen werden Meridiane genannt und dienen als Energiewege zwischen den Chakren und den mit ihnen verknüpften Organen. In der Chinesischen Medizin liegt der Schlüssel zur Heilung in einem ausgeglichenen Meridianfluss, der *chi* durch den Körper transportiert. Bei der Akupunktur werden bestimmte Punkte auf den Meridianen stimuliert, um den Energiefluss auf diesen Meridianen zu fördern und die subtile Energie zu harmonisieren, die wiederum die Heilung des physischen Körpers und des emotionalen Zustands fördert. Das Wissen über die Chakren und die Meridiane

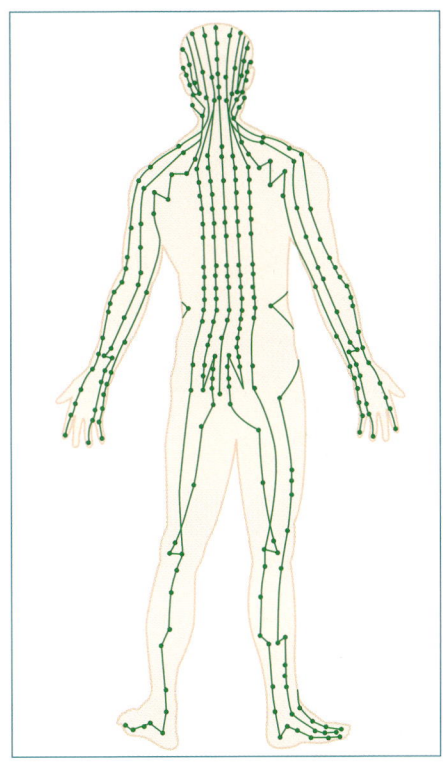

Die Akupunkturmeridiane

unterstützt Fachleute verschiedener Disziplinen dabei, den menschlichen Körper ganzheitlicher zu betrachten. Auf dem Ohr befinden sich Akupunkturpunkte (Akupunkte) des gesamten Körpers in Form eines auf dem Kopf stehenden Fetus, das Ohr ist das Tor zum gesamten Meridiansystem. Die Akupunkte des Ohrs können durch eine Massage der Ohren stimuliert werden. Siehe weitere Informationen und ein Diagramm der Akupunkte des Ohrs auf Seite 99 f.

Wie sich die Ohrkerzen-Methode auf die subtile Energie auswirkt

Viele Heilmethoden und Übungsprogramme wie die Homöopathie, Reiki, Tai Chi und Yoga streben danach, die subtile Energie des Menschen zu heilen und zu harmonisieren. Auch die einfache Ohrkerze beeinflusst die subtile Energie. Für die Forschungsarbeiten zu diesem Buch nutzten wir die Kirlian-Fotografie, um das elektromagnetische Energiefeld der Klienten vor und nach den Behandlungen zu messen. Dabei beobachteten wir Veränderungen zwischen den Vorher-/Nachherfotos. Ein Beispiel zeigen wir hier. Wir nutzten während der Ohrkerzenbehandlung auch Beobachtungen der Aura durch einen Menschen mit hellseherischen Fähigkeiten. Diese Untersuchungen bestätigten, dass die Ohrkerzen auf einer sehr tiefen Ebene wirken.

Kirlian-Fotografie

Die Untersuchung von Energie und Heilung hat große Bedeutung, und mit der Kirlian-Fotografie lassen sich Schwingungen des elektromagnetischen Feldes darstellen, das alle Lebewesen umgibt. Die Art der Schwingung dieses Energiefeldes zeigt auf jeder Stufe, wie gesund jemand ist. Die Kirlian-Fotografie wurde nach Seymon Kirlian benannt, einem russischen Erfinder, der in den 1930er-Jahren den Weg für das Verfahren bereitete, mit dem die elektromagnetischen Felder um alle

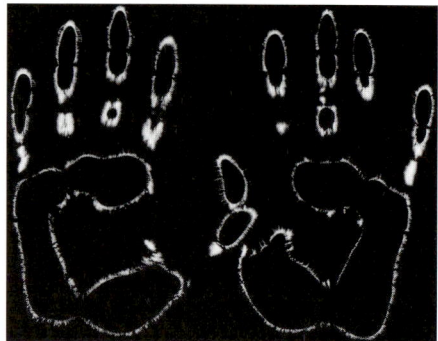

Kirlian-Foto 1: Vor der Ohrkerzenbehandlung aufgenommen

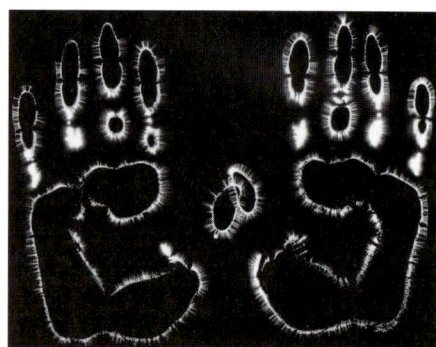

Kirlian-Foto 2: Nach der Ohrkerzenbehandlung aufgenommen

Lebewesen sichtbar gemacht werden können. Immer wenn wir uns bewegen, denken oder emotional auf etwas reagieren, produzieren wir winzige elektrische Energieimpulse. Die Kirlian-Kamera arbeitet mit elektronischen Kaskaden, um diese subtile Energie sichtbar zu machen, ähnlich wie Eisenfeilspäne Magnetfelder um Magnete sichtbar machen können. Jeder Teil des aufgezeichneten Energiefeldes kann ein aussagekräftiges Gesamtbild liefern. Die Kirlian-Fotografie beschäftigt sich mit den Händen, da das elektromagnetische Energiefeld hier besonders ausgeprägt ist. Die Kirlian-Fotografie bildet die Schwingung des Energiefeldes als Bild jeder Hand ab. Größe, Form und Dichte zeigen ihre Schwingungen an.

Foto 1 zeigt die Muster, die sich aus dem elektromagnetischen Feld vor der Ohrkerzen-Behandlung ergeben.

Die Patientin kam mit stressbedingten Kopfschmerzen. Die Lücken auf dem Bild weisen auf Energieblockaden im elektromagnetischen Feld hin wie bei der rechten Hand unter der Fingerspitze des Ringfingers (in der Reflexologie ist dies der Punkt für den Ohrreflex). In diesem Fall bedeutet die Lücke eine Blockade der Schaffenskraft aufgrund mangelnden Selbstvertrauens und von Selbstzweifeln. Foto 2 wurde nach der Ohrkerzen-Behandlung aufgenommen.

»In allen Fällen traten unmittelbare Auswirkungen auf die Aura ein, die Aura jedes Patienten reagierte einmalig, je nachdem, wo seine Schwachstelle lag. Die Energie des Wurzelchakra reagierte auf die Ohrkerzen-Behandlung, indem sie Energie durch das Chakren-System nach oben zum Scheitel schickte, wodurch sich der Energiefluss entlang der Meridiane verbesserte. Diese Energiebewegung führte dazu, dass die Chakren sich beruhigten und revitalisiert wurden. Ein stockender Energiefluss durch negative Gefühle wie Zorn, Schmerz und Ressentiments löste und klärte sich, hier diente der Gehörgang als Lösungspunkt für die stockende Energie. Die veränderte Energie wirkte speziell auf Körperteile wie Leber, Niere, Herz, Milz, Gallenblase und Rachen sowie auf Drüsen wie Hypophyse, Zirbeldrüse, Hypothalamus und Thymus.

Im letzten Stadium der Behandlung nahmen bei allen beobachteten Patienten die Stirn- und Scheitelchakren eine deutlich ruhigere Schwingung an – sie waren ruhiger und friedlicher und arbeiteten harmonisch zusammen, was die Klarheit förderte und die geistigen Fähigkeiten verbesserte. Diese Klärung und Kräftigung der Chakren-Energie fördert die Funktion des Immunsystems und hat einen positiven Einfluss auf alle Ebenen der Gesundheit.

Bei einem männlichen Patienten drehte sich das Solarplexuschakra vor der Behandlung in der falschen Richtung. Während der ersten Behandlungsminuten beobachtete ich eine Änderung in die richtige Richtung (gegen den Uhrzeigersinn) und damit verbunden ein normales Energiemuster. Dadurch beruhigte und verknüpfte sich das Zentrum der Aura, der Patient wurde harmonisiert, sein Stress legte sich. Ich bin selbst Heilerin und war erstaunt über die Wirksamkeit der Ohrkerzenbehandlung. Ich denke, dass tiefe Energieblockaden mehrere Behandlungen erfordern, um eine signifikante Besserung zu erzielen.«

Dieses Bild ist dichter und zeigt mehr Schwingungen, die Lücke unter der Spitze des rechten Ringfingers ist verschwunden. Dies deutet auf ein höheres Energieniveau und eine verbesserte Schaffenskraft hin. Die Patientin berichtete nach der Behandlung, dass ihre Kopfschmerzen abgeklungen waren und sie sich entspannt fühlte und mehr Energie verspürte.

Hellsichtigkeit

Die meisten von uns, die einen Menschen betrachten, sehen lediglich seinen physischen Körper. Ein sensibilisiertes – hellsichtiges – Auge jedoch kann auch die Aura sehen, die aus verschiedenen Energie- und Farbschichten besteht, die den physischen Körper umgeben. Der Zustand der Aura wird anhand ihrer Größe, Farbe, Schwingung und Dichte wahrgenommen. Häufig hört man, Ohrkerzen könnten die Aura beeinflussen. Daher interessierten wir uns dafür, dies genauer zu untersuchen. Wir nahmen die Dienste einer angesehenen Hellseherin in Anspruch, die während der Ohrkerzen-Behandlungen ihre Beobachtungen anstellte. Einen Auszug daraus finden Sie weiter unten.

Unsere Nachforschungen verleihen der althergebrachten Verwendung von Ohrkerzen und Duftkräutern zur Reinigung und Läuterung negativer Energie Glaubwürdigkeit, ebenso dem schamanischen Glauben, dass »Feuer den Teil in uns in Rauch aufgehen lässt, der für uns nicht mehr nützlich ist« – siehe S. 12.

HÄUFIGE FRAGEN

Ist die Wirkung der Ohrkerzenbehandlung je nach verwendeter Kerzenart unterschiedlich?

Das Grundprinzip der Wirkungsweise von Ohrkerzen ist für alle Kerzenarten gleich. Unterschiedliche Wirkungen ergeben sich aus der Zusammensetzung der Kerze.

Beeinflusst die Ohrkerze neben der Aura des Patienten auch die Aura des Therapeuten?

Bei unseren Nachforschungen beobachteten wir, dass das Energiefeld des Therapeuten während der Behandlungen positiv reagierte. Dies beruht auf der Nähe des Behandlers zur Kerzenflamme, das Einatmen der Duftkräuter und die positive Reaktion des Körpers auf Berührung.

Kann ich die Ohrkerzenbehandlung auch selbst durchführen?

Wir empfehlen es nicht, die Ohrkerzenbehandlung selbst durchzuführen, denn sie wirkt sehr entspannend und Sie könnten einschlafen und sich verbrennen. Sie werden von der Behandlung sehr viel mehr haben, wenn Sie vollständig entspannen und die Behandlung genießen, die jemand anders bei Ihnen durchführt.

Der Nutzen der Ohrkerzen-behandlung

Die Ohrkerzenbehandlung ist eine komplementäre Behandlung, die nicht für sich in Anspruch nimmt, Krankheiten zu heilen. Therapeuten, die diese Behandlung durchführen, sind sich aber durchweg einig, dass zu den deutlichsten Wirkungen bei ihren Klienten die Empfindung völliger Entspannung gehört. Sobald der Körper diesen Zustand erreicht, ergeben sich daraus viele gesundheitliche Vorteile. Das parasympathische Nervensystem wird angeregt, was zu niedrigeren Herz- und Atemfrequenzen und einer besseren Peristaltik im Verdauungssystem führt. Dieser Zustand der Entspannung produziert im Körper positive, heilende chemische Substanzen und ist ein Gegenmittel zu den schädlichen chemischen Substanzen, die ein Körper unter Dauerstress produziert. Es gibt bereits viele Berichte über die positiven Effekte der Ohrkerzen, und es steht zu hoffen, dass auch empirische Nachweise verfügbar werden, da die Therapeuten komplementärer Methoden dazu ermuntert werden, im Rahmen ihrer Arbeit Studien durchzuführen.

Die Firma Biosun, von der die traditionellen Hopi-Ohrkerzen hergestellt werden, hat einige klinische Studien auf den Weg gebracht. Eine dieser Studien wurde zwischen Februar und Juni 2000 von Ärzten durchgeführt. In 11 Testzentren wurden 78 Patienten (30 Männer und 48 Frauen) ambulant aufgenommen, um die Wirkungen der Biosun Ohrkerzen auf die Behandlung ihrer Zustände zu beobachten. Die Patienten litten unter Erkältungen, Kopfschmerzen und Stresssymptomen wie Schlaflosigkeit und Angst. Einige Symptome waren akut, andere chronisch, und einige Patienten litten unter

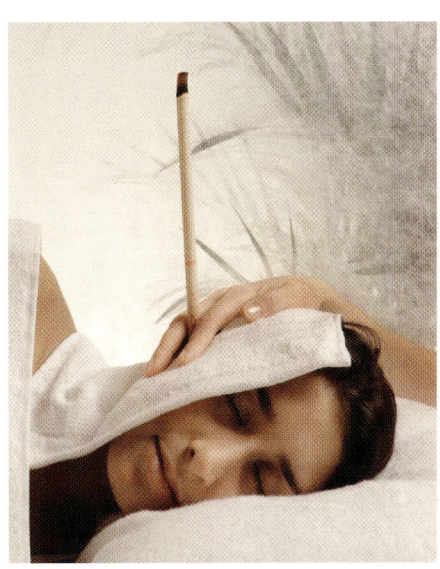

Patient während einer Ohrkerzen-behandlung

mehreren Symptomen. Die Patienten waren im Alter zwischen drei und 91 Jahren, das Durchschnittsalter lag bei 43 Jahren. Die Behandlungsdauer betrug zwischen einem und 75 Tagen, durchschnittlich 23 Tage. Im Mittel wurden neun Behandlungen pro Patient ausgeführt, ein Patient erhielt 15 Behandlungen, ein anderer nur eine.

Bei allen Patienten gingen die Symptome während der Behandlungen zurück, die akuten Krankheitszustände besserten sich oder die Patienten wurden sogar beschwerdefrei und auch bei den chronischen Erkrankungen trat eine Besserung ein. Bei der Bewertung der allgemeinen Wirksamkeit gaben 93,3 Prozent der Prüfer und 89,7 Prozent der Patienten die Noten »sehr gut« oder »gut«. Die genauen Daten dieser Studie sind bei der Firma Biosun erhältlich (siehe unter »Nützliche Adressen« auf S. 128).

1992 berichtete eine vom Zentrum für Naturheilkunde in Mailand herausgegebene Zeitschrift über die Ergebnisse einer Reihe von Tests, die von einer Ärztegruppe über den Gebrauch von Otosan-Ohrkegeln durchgeführt wurden. Sie stellten fest, dass die Ohrkegel wirksam waren, dass es keine Gegenanzeigen oder Nebenwirkungen gab und sie eine gute, natürliche Alternative zu Analgetika darstellten. »Im ersten Fall wurden 15 Erwachsene getestet.

Sie wiesen sehr viel Ohrenschmalz oder sogar eine Pfropfbildung auf und klagten über Juckreiz, Hörprobleme sowie ein Brummen und Rauschen im Ohr. Nach der Anwendung der Ohrkegel berichteten alle Patienten über eine sofortige Besserung ihrer Symptome, und bei der Untersuchung mit dem Otoskop wurde weniger Ohrenschmalz festgestellt.«

»Im zweiten Fall wurden die Ergebnisse bei 15 Schulkindern betrachtet, die unter Ohrenschmerzen (Otalgie) litten und seit mindestens sechs Stunden kein schmerzstillendes Mittel bekommen hatten. Die meisten Kinder berichteten über ein bemerkenswertes Nachlassen der Schmerzen bereits fünf Minuten nach Behandlungsende mit dem Ohrkegel. Bei einem Test, der zwei Stunden später durchgeführt wurde, waren die Schmerzen nicht wiedergekommen. Als Ergebnis dieser Tests haben sich die Ärzte ein positives Urteil über den Gebrauch der Otosan-Ohrkegel gebildet.«

1995 wurde in Deutschland eine Fernsehsendung mit dem Titel »Die Sprechstunde – Ratschläge für die Gesundheit« ausgestrahlt, in der einige Interviews über die Anwendung von Ohrkegeln gezeigt wurden. Eine der Befragten, Ulrike Lorbiezki, sagte: »Ich verwende die Ohrkegel bei meinen Kindern als zusätzliches Mittel bei starken Erkältungen und Grippe. Vor allem bei dem fünfjährigen Tassilo, der besonders zu Erkältungen und Entzündungen der Nebenhöhlen und der Ohren neigt. Ich wende die Kegel immer auf beiden Ohren an, wenn die Erkältung anhält und sich in der Nase festsetzt. Ich mache die Behandlung, bevor ich die Kinder zu Bett bringe, weil ich festgestellt habe, dass sie dann die Nacht durch viel ruhiger schlafen. Auf diese Weise kuriere ich die Erkältung mit weniger Medikamenten aus.« Im Verlauf derselben Sendung bestätigte der Homöopath Klaus Krieg, dass er die Kegel auch bei Patienten anwendet, die über Kopfschmerzen, Migräne, Sinusitis, Neuralgien und stressbedingte Schmerzen klagen. Herr Jungfer, einer seiner Patienten, sagte dazu: »Vor ungefähr drei Jahren bekam ich Ohrensausen, hatte immer ein merkwürdiges Gefühl und wachte auch nachts auf. Ich ließ mich untersuchen, ich ließ mich röntgen, aber das Ergebnis befriedigte mich nicht, denn die Beschwerden

hielten an. Als mich Dr. Krieg mit den Ohrkegeln behandelte, verschwanden die Beschwerden innerhalb kurzer Zeit. Die Therapie war wirksam, und noch heute unterziehe ich mich alle vier Wochen der Behandlung.« Weitere Einzelheiten zu den wohltuenden Effekten der Ohrkegel sind bei der Firma Otosan erhältlich (siehe »Nützliche Adressen«, S.128).

Bei der Behandlung mit Ohrkerzen ist der Patient vollständig bekleidet, was für alle angenehm ist, die sich zu einer Behandlung nicht gerne ausziehen. Zu der Behandlung gehört in der Regel eine Massage von Gesicht, Nacken, Kopfhaut und Ohren. Sie ergänzt die wohltuenden Wirkungen der Behandlung, da die Durchblutung angeregt wird, Sauerstoff und Nährstoffe zu den Geweben transportiert und Abfallprodukte vom Blut und dem Lymphsystem abtransportiert werden. Es wurde nachgewiesen, dass die Behandlung bei verschiedenen Erkrankungen wirkt.

Bell'sche Parese (Fazialisparese)

Die Bell'sche Parese tritt durch eine Schädigung und Entzündung des Gesichtsnervs (VII. Hirnnerv) auf, die zu einer Lähmung der Gesichtsmuskeln führt. Die Schädigung kann durch Druck auf den Nerv durch einen Tumor, eine Innenohrentzündung, Meningitis,

Bluthochdruck oder eine Zahnoperation verursacht sein. Sie tritt auch in Zusammenhang mit einer Infektion durch Herpes simplex-Viren auf. Der Mund hängt auf der betroffenen Seite herab, die Augen bleiben auch im Schlaf geöffnet, und der Geschmackssinn geht verloren. Zur Entzündungshemmung wird normalerweise Kortison verschrieben. Erkältungen und Frieren können die Bell'sche Parese auslösen, und die sanfte Wärme, die durch die Kerze entsteht, zusammen mit den entzündungshemmenden Wirkungen einiger Inhaltsstoffe kann den Heilungsprozess unterstützen. Nach Abklingen der Entzündung kann die Gesichtsmassage dazu beitragen, den Muskeltonus auf der betroffenen Seite zu verbessern und die gelähmten Muskeln anzuregen. Gesichtsübungen und eine sanfte Gesichtsmassage zu Hause begleiten den weiteren Heilungsprozess. In den meisten Fällen von Bell'scher Parese kommt es zu einer vollständigen Genesung.

Candidiasis

Dabei handelt es sich um eine Überwucherung durch Hefepilze meist im Vaginalbereich oder im Mund (üblicherweise als Soor bezeichnet), die aber auch den gesamten Körper befallen kann. Auslöser können sein: Antibiotika, Dauerstress und sehr zuckerreiche Ernährung. Zu den vielen möglichen Symptomen gehört auch Juckreiz im Gehörgang. An diesem dunklen und feuchten Ort können Pilze gut gedeihen und Infektionen hervorrufen. Empfohlen wird der Verzicht auf Speisen und Getränke, die Zucker und Hefe enthalten. Die verdampfenden Inhaltsstoffe der Ohrkerzen können dazu beitragen, den Gehörgang zu beruhigen und den Juckreiz zu lindern. Die Behandlung sollte bei Vorliegen einer akuten Entzündung oder Infektion aber unterbleiben.

Erkältungen

Erkältungen können in jeder Jahreszeit auftreten, sind in der kalten Jahreszeit aber häufiger. Etwa 50 % der britischen Bevölkerung leidet mindestens einmal pro Jahr unter einer Erkältung. Zu den Symptomen gehört häufiges Niesen, eine laufende Nase, Halsschmerzen, Husten und manchmal eine bakterielle Ohrinfektion, die aus dem Rachen über die Eustachische Röhre nach oben steigt. Mit Ohrkerzen kann eine Erkältung nicht geheilt werden, diese können aber dazu beitragen, die Verstopfung zu lösen und die Unannehmlichkeiten zu lindern. Die Kerzen können in der ersten Erkältungswoche jeden zweiten oder dritten Tag angewendet werden, in der zweiten Erkältungswoche alle drei Tage, falls die Symptome noch anhalten. Die Behand-

lung sollte nicht erfolgen, solange der Patient hustet und niest.

Ohrenschmerzen

Ohrenschmerzen können vielfältige Ursachen haben wie eine Entzündung des äußeren Ohrs (Otitis externa), eine Mittelohrentzündung (Otitis media) oder Innenohrentzündung (Otitis interna). Die Ursache sollte von einem Arzt untersucht und diagnostiziert werden. So wie Schmerzen häufig gelindert werden können, wenn eine Wärmflasche auf den betroffenen Bereich gelegt wird, können die sanfte Wärme, die von der Kerze abstrahlt, die warmen

Dämpfe und die Wärme der Hand des Therapeuten nah am Ohr dazu beitragen, Ohrenschmerzen zu lindern. Bei Vorliegen einer Otitis externa, einer Entzündung des Gehörgangs (meist durch eine Infektion oder Allergie), ist die Behandlung nicht empfehlenswert, da sie für den Patienten zu unangenehm sein könnte. In diesem Fall kann die Behandlung mit Ohrentropfen wirkungsvoll sein.

Zu viel Ohrenschmalz (Cerumen)

Ohrenschmalz kann sich gelegentlich im äußeren Gehörgang ansammeln und auf das Trommelfell einwirken, was zu vorübergehendem Hörverlust und beeinträchtigtem Allgemeinbefinden führen kann. Ohrkerzen sind als natürliche Alternative zu orthodoxen Behandlungen wie Wattestäbchen, Ohrkratzer und Spülungen mit Wasser nutzbar, die alle invasiv sind und das Trommelfell beschädigen können. Brennt die Kerze, sinkt der Dampf in den äußeren Gehörgang und wärmt das Ohr sanft, während eine Massage die Effizienz des Temporomandibular-

gelenks verbessert, das dazu beiträgt, das Ohrenschmalz vom Trommelfell zu lösen. Wird das Ohrenschmalz erweicht, löst es sich und dehnt sich aus. Dies kann anfangs zu einer Verstärkung der Schwerhörigkeit führen, bevor das Ohrenschmalz allmählich ausgestoßen wird, normalerweise innerhalb von 48 Stunden nach der Behandlung. Bis zu einer Besserung können mehrere Behandlungen notwendig sein. Regelmäßige Behandlungen im Abstand von sechs bis acht Wochen können der Bildung von übermäßig viel Ohrenschmalz vorbeugen.

PRAXISBEISPIEL

Der Therapeut Gurjit behandelte die 25-jährige Mandip wegen Ohrproblemen:

»Mandip ist 25 Jahre alt und litt von Geburt an unter Ohrproblemen. Ihr wurden im Alter von 9 Jahren die Mandeln herausgenommen, und sie trug während ihrer Schulzeit Paukenröhrchen. Sie leidet ständig unter Ohrproblemen, Spülungen wirken bei ihr nicht, obgleich der Arzt gesagt hat, dass ihre Ohren viel verfestigtes Ohrenschmalz enthalten. Als Folge hört sie auf dem linken Ohr schlecht und schreibt diesem Ohrenschmalz ihre häufigen Kopfschmerzen und ihren schlechten Schlaf zu. Sie befolgte vorgeschlagene Umstellungen ihrer Ernährung, verzichtete beispielsweise auf Milchprodukte, aber es änderte sich nichts. Ich behandelte sie anfangs drei Wochen lang einmal wöchentlich und inzwischen je nach Wunsch etwa alle vierzehn Tage. Die Ergebnisse sind immer gleich:

Sie hat reichlich und recht festes Ohrenschmalz. Wenige Tage nach der Behandlung findet sie bei der Ohrreinigung immer, dass das Ohrenschmalz lockerer geworden ist.

Mandip ist bei den Behandlungen ziemlich nervös, und es ist nicht möglich, bei ihr eine Indianische Kopfmassage durchzuführen, da sie herumzappelt und sich nicht entspannt, so sehr ich mich auch bemühe. Aber obgleich sie bei ihrer ersten Ohrkerzenbehandlung so nervös war, schläft sie inzwischen recht schnell ein und liebt die Gesichtsmassage. Sie hasst es, wenn ihr Ohr ausgespült wird und spürt, dass die Ohrkerzen das Ohrenschmalz lösen und viel weniger invasiv und weniger unangenehm sind. Einige meiner anderen Klienten empfinden die Ohrkerzen als entspannende Behandlung und haben berichtet, dass sie besser schlafen und nach der Behandlung eine natürliche Entfernung des Ohrenschmalzes feststellen.«

Leimohr

Das Leimohr (Mittelohrentzündung mit Erguss, Seromucotympanon) ist eine zunehmend verbreitete Kinderkrankheit, bei der sich im Mittelohr visköse Flüssigkeit ansammelt. Die klebrige, leimähnliche Flüssigkeit behindert die Schwingung der Gehörknöchelchen und führt dadurch zu Schwerhörigkeit. Die Erkrankung wird durch eine Funktionsstörung der Eustachischen Röhre verursacht, die sich beim Schlucken und Gähnen nicht so öffnet, wie sie sollte. Dies verursacht im Mittelohr ein Vakuum, was zu einer Entzündung und zur Produktion von Flüssigkeit führt, die sich allmählich verdickt. Sie kann durch eine Virusinfektion wie eine gewöhnliche Erkältung entstehen, aber

auch mit einer Allergie oder Nahrungs-
mittelunverträglichkeit beispielsweise
gegenüber Milchprodukten verbunden
sein, wodurch das Immunsystem zu
einer übermäßigen Schleimprodukti-
on angeregt wird. Bei Kindern ist die
Eustachische Röhre kürzer und gerader, sodass Infektionen leichter vom
Rachen her aufsteigen können. Zu den
Symptomen, die sich schrittweise entwickeln und anfangs gelegentlich unbemerkt bleiben, gehören eine partielle
Schwerhörigkeit, eine für das Alter des
Kindes verzögerte Sprachentwicklung
und Ohreninfektionen. Die Symptome
sind schwankend und verschlimmern
sich in den Wintermonaten. Die sanfte
Wärme, die von der Ohrkerze abstrahlt,
kann zusammen mit dem leichten Saug-
effekt das richtige Öffnen und Schließen der Eustachischen Röhre fördern.
Empfohlen wird einen Monat lang eine

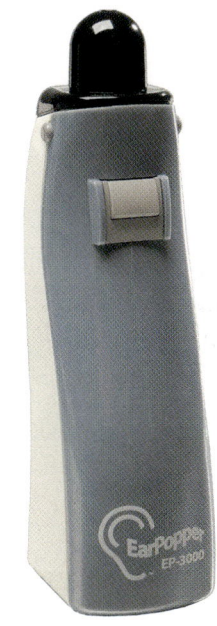

EarPopper

Ohrkerzenbehandlung pro Woche,
anschließend regelmäßig eine Behandlung pro Monat.

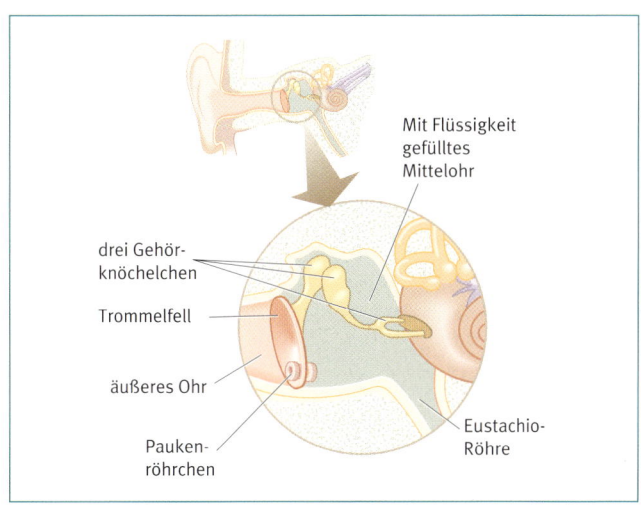

Mit Flüssigkeit
gefülltes
Mittelohr

drei Gehör-
knöchelchen

Trommelfell

äußeres Ohr

Paukenröhrchen

Eustachio-
Röhre

Paukenröhrchen

51

Halten die Symptome über mehrere Monate an, wird üblicherweise eine Myringotomie durchgeführt oder man setzt Paukenröhrchen ein. Bei der Myringotomie wird in das Trommelfell ein kleiner Schnitt gemacht (2–3 mm). Die Flüssigkeit wird abgeleitet und häufig ein Paukenröhrchen (Belüftungsröhrchen) eingesetzt. Das Paukenröhrchen ist ein winziges Röhrchen, das durch das Trommelfell geführt wird. Es trägt dazu bei, jede Flüssigkeit abzuleiten und belüftet das Mittelohr. Das Gehör verbessert sich dadurch sofort. Die meisten Paukenröhrchen bleiben sechs bis zwölf Wochen eingesetzt, dann fallen sie von selbst in den Gehörgang, da das Trommelfell spontan heilt. Eine Ohrkerzenbehandlung sollte bei eingesetzten Paukenröhrchen nie durchgeführt werden.

Polypen ähneln den Tonsillen (Mandeln), liegen aber an der Nasenrückseite in der Nähe der Öffnung der Eustachischen Röhre. Sind die Nasenpolypen ungewöhnlich groß, kann sich durch Entfernen der Polypen die Drainage der Eustachischen Röhre verbessern.

Derzeit wird eine neue Lasermethode entwickelt, die ein winziges Drainage-Loch ins Trommelfell macht.

Die Wirkung ist ähnlich wie bei der Myringotomie und dem Einsetzen von Paukenröhrchen. Sollte sich die Methode als erfolgreich erweisen, könnte sie auf breiter Ebene zur Anwendung kommen. Diese Operationen werden unter Vollnarkose häufig ambulant durchgeführt, in manchen Fällen muss der Patient über Nacht im Krankenhaus bleiben. Dr. Anthony Mathews, ein beratender osteopathischer Otologe, hat eine hohe Erfolgsquote bei der Behandlung des Leimohrs durch Osteopathie und eine Ernährungsumstellung verzeichnet.

Eine sechsjährige Studie in den USA, die vom National Institute of Health gesponsert und mit Kindern durchgeführt wurde, bei denen man eine verschlechterte Hörleistung durch Leimohr diagnostiziert hatte, zeigte sehr positive Ergebnisse mit dem so genannten »EarPopper«. Dieser leitet einen beständigen, kontrollierten Luftstrom in die Nase. Durch Schlucken wird die Luft in die Eustachische Röhre geleitet, wodurch diese sich öffnet. Daraufhin gleicht sich der Druck im Mittelohr besser aus, und angesammelte Flüssigkeit kann abfließen (siehe »Nützliche Adressen«, S. 128).

Heuschnupfen/Allergische Rhinitis

Heuschnupfen ist eine Entzündung der Schleimhaut, von der Nase und Rachen ausgekleidet sind. Die Ursache ist eine allergische Reaktion auf spezifische, eingeatmete Allergene. Zu diesen Allergenen gehören Pollen, Parfüm, Tierhaare und Staub. Der Schnupfen tritt entweder nur im Frühling und Sommer auf und ist in diesem Fall als saisonale allergische Rhinitis oder Heuschnupfen bekannt oder er kann ganzjährig auftreten. Zu den Symptomen zählen Juckreiz in der Nase, häufiges Niesen, verstopfte oder laufende Nase und juckende, rote, tränende Augen.

Heuschnupfen und allergische Rhinitis treten häufiger bei Menschen auf, die auch andere Allergien wie Asthma aufweisen. Die entzündungshemmenden Eigenschaften der Inhaltsstoffe der Ohrkerzen können Linderung verschaffen, und die winzigen Mengen an Bienenwachs und Honig beeinflussen den Zustand homöopathisch. Je nach Schwere des Zustands können in der ersten Woche zwei bis drei Behandlungen notwendig sein, in den folgenden zwei bis drei Wochen genügen ein oder zwei Behandlungen pro Woche.

Kopfschmerzen

Kopfschmerzen können vielerlei Ursachen haben, die Hauptursachen für die meisten Kopfschmerzen sind jedoch Austrocknung, emotionaler Stress, Erschöpfung oder Muskelspannungen im Oberkiefer, in der Kopfhaut und im Nackenbereich.

So kommt es in diesen Bereichen zu einer Verengung der Blutgefäße (zu geringe Durchblutung) oder einer Erweiterung der Blutgefäße (zu starke Durchblutung). In vielen Fällen lassen die Kopfschmerzen bereits nach, wenn mehr Wasser getrunken wird. Eine Ohrkerzenbehandlung zusammen mit einer Massage trägt dazu bei, die Durchblutung zu regulieren und verringert die Anspannung der Hirnnerven. Die Muskeln in diesem Bereich entspannen sich, und die Wirkung des temporomandibulären Gelenks kann sich verbessern. Die Behandlungshäufigkeit ist von der Schwere des Zustands abhängig.

Hörprobleme

Hörprobleme durch festes Ohrenschmalz können sich durch die Erweichung und Lockerung des Ohrenschmalzes als Ergebnis einer Ohrkerzenbehandlung bessern. Das Ohrenschmalz kann sich von selbst lösen und dann herausfallen. Verfestigtes Ohrenschmalz dehnt sich beim Weicherwerden aus, was zu einer scheinbaren Verschlechterung der Hörprobleme führen kann, bis das Ohrenschmalz herausgefallen ist. Es können mehrere Behandlungen erforderlich sein, um verfestigtes Ohrenschmalz zu entfernen. Durch regelmäßige Behandlungen lässt sich dem Problem vorbeugen. Hörprobleme sind auch ein Symptom des Leimohrs. Jedem, der unter Hörproblemen oder einem Gehörverlust leidet, sollte geraten werden, die Ursache von einem Arzt abklären zu lassen, falls dies noch nicht geschehen ist.

Labyrinthitis

Labyrinthitis (Otitis interna) ist eine Entzündung des Innenohrs, die Schwindel, Erbrechen, Gleichgewichtsstörungen und Schwerhörigkeit auslöst. Sie wird normalerweise durch eine bakterielle oder Virusinfektion verursacht. Beispielsweise kann eine Infektion des Mittelohrs (akute Otitis media) zu Labyrinthitis führen. Auch eine Infektion der Gehirnhäute (Meningitis) kann Labyrinthitis verursachen. Diese Erkrankung sollte von einem Arzt diagnostiziert und behandelt werden. Eine Ohrkerzenbehandlung kann aber die Belastung lindern, die durch die Erkrankung entsteht und die Durchblutung in diesem Bereich verbessern.

Morbus Ménière

Dabei handelt es sich um eine Erkrankung des Innenohrs mit Phasen von Schwerhörigkeit, Tinnitus und Schwindel, deren Schwere und Häufigkeit schwanken kann. Etwa jeder Tausendste ist davon betroffen, die Störung beginnt meist im Alter zwischen 20 und 50 Jahren. Meist ist zuerst nur ein Ohr betroffen. In etwa vier von zehn Fällen erkrankt später auch das zweite Ohr. Die Symptome können mehrere Stunden andauern, zwischen den Anfällen kann das betroffene Ohr völlig normal sein, es kann aber auch zu einer ständigen Verschlechterung der Hörleistung und zu Tinnitus kommen. Die genaue Ursache für die Erkrankung ist noch nicht bekannt, es wird aber vermutet, dass sie mit einer Flüssigkeitsansammlung im Labyrinth oder Innenohr zusammenhängt. Diese könnte durch eine Störung verursacht sein, bei der weniger Flüssigkeit abgeleitet als produziert wird.

Geringfügige Knochenanomalien im Bereich des Mittelohrs, aber auch Vererbung können ebenfalls eine Rolle spielen, denn etwa acht von 100 nahen Verwandten der Betroffenen entwickeln ebenfalls die Ménière'sche Krankheit gegenüber einem von 1000

Menschen der Allgemeinbevölkerung. Andere Theorien nennen Virusinfektionen des Ohrs, eine gestörte Elektrolytzusammensetzung der Labyrinthflüssigkeit, Ernährung und ein mangelhaftes Immunsystem als Ursachen. Die Flüssigkeitsansammlung kann den Druck erhöhen und im Labyrinth zu einer Schwellung führen, die Flüssigkeit kann zwischen den verschiedenen Teilen des Labyrinths durchsickern. Dies veranlasst das Innenohr dazu, abnorme Botschaften an das Gehirn zu senden, was Schwindel und Erbrechen verursacht. Die Hörzellen (die das Labyrinth auskleiden, funktionieren wahrscheinlich nicht mehr richtig, weil die zu große Flüssigkeits-

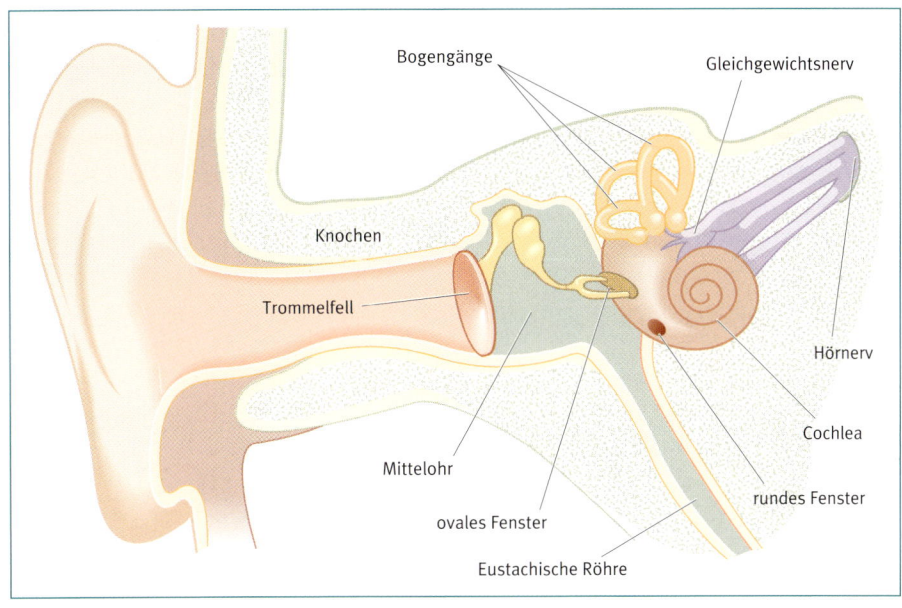

Aufbau des Ohrs

menge auf sie drückt und so die Hör-probleme verursacht. Lässt der Druck nach, bessert sich diese Zellfunktion wieder, und die Hörleistung kann sich normalisieren. Wiederholte Phasen erhöhten Drucks können die Hörzellen schließlich aber schädigen und eine ständige Verschlechterung der Hörleis-tung verursachen. Für den Betroffenen ist die Ménière'sche Krankheit sehr unangenehm, und eine Ohrkerzen-behandlung kann dazu beitragen, die örtliche Durchblutung zu verbessern und die Belastung zu mildern. Derzeit gibt es für die Erkrankung keine Be-handlung, lediglich die Symptome kön-nen gelindert und ihnen vorgebeugt werden. Normalerweise wird eine salz-arme Ernährung empfohlen, um die Flüssigkeitsansammlung im Innenohr zu reduzieren sowie der Verzicht auf bestimmte Dinge, die als Auslöser für die Erkrankung infrage kommen (dazu gehören Rauchen, Kaffee und Alkohol). Bei der Nachbehandlung sollte der Patient über Selbsthilfeorganisationen informiert werden (siehe »Nützliche Adressen«, S. 128).

Migräne

Bei Migräne treten pochende, starke und häufig alle Aktivitäten lähmende Kopfschmerzen auf, normalerweise auf einer Kopfseite, manchmal begleitet von Übelkeit, Erbrechen, Geräusch-, Geruchs- oder Lichtempfindlichkeit. Die Schmerzen beginnen langsam und können mehrere Stunden oder sogar Tage anhalten. Verursacht werden sie durch einen Krampf, gefolgt von einer Erweiterung der Blutgefäße. Dies kann durch emotionale Faktoren wie Schock, durch Stress oder Ernährung (übliche Ernährungsauslöser sind Zitrusfrüchte, Koffein, Schokolade, Käse und Rotwein) ausgelöst werden oder erblich bedingt sein. Sowohl die Ohrkerzen als auch die Massage verbessern die Durchblutung, und eine regelmäßige Behandlung kann die Anfallshäufigkeit reduzieren. Den Klienten sollte das Führen eines Ernährungstagebuchs geraten werden, um festzustellen, ob die Migräneanfälle durch bestimmte Speisen ausgelöst werden.

Obstruktive Schlafapnoe (OSA)

Diese Erkrankung ist durch wiederholte Atempausen während des Schlafes gekennzeichnet, die durch eine Verlegung und/oder einen Kollaps der oberen Atemwege (Rachen) entstehen und normalerweise von einer Sauerstoffreduzierung im Blut begleitet werden. Dadurch erwacht der Patient, um zu atmen. Man bezeichnet dies als eine Apnoe-Phase. Während der Apnoe-Phasen geht die Atmungsanstrengung weiter, der Körper bemüht sich zu atmen. Zu den Symptomen gehört lautes, häufiges Schnarchen mit Atempausen, die von zehn Sekunden bis zu einer Minute oder länger dauern können. Das Ende einer Apnoe-Phase ist häufig mit lautem Schnarchen, nach Luft Schnappen, Stöhnen und Gemurmel verbunden.

Nicht jeder, der schnarcht, leidet unter Apnoe und nicht jeder Apnoe-Patient muss zwangsläufig schnarchen, auch wenn dies meist der Fall ist und wahrscheinlich das deutlichste Anzeichen für die Apnoe darstellt. Der Bettpartner wird möglicherweise feststellen, dass man im Schlaf phasenweise zu atmen aufhört oder nach Luft schnappt. Auch übermäßige Tagesmüdigkeit kann auftreten, wobei man kurzzeitig unbeabsichtigt einschläft. Dies kann fast immer dann geschehen, wenn man sitzt, also beim Fernsehen, am Schreibtisch oder auch beim Autofahren. Die Betrof-

fenen klagen über unerholsamen Schlaf und das Gefühl von Abgeschlagenheit, Trägheit, morgendliche Kopfschmerzen und starke Mundtrockenheit. Das Erwachen am Ende jeder Apnoe-Phase wird häufig von Umherwälzen begleitet. Zusammen mit dem lauten Schnarchen stört dies den Schlaf des Bettnachbarn und veranlasst ihn/sie häufig, in einem anderen Bett oder Zimmer zu schlafen.

OSA ist die häufigste Form der Schlafapnoe (bei etwa 4 % der Männer und 2 % der Frauen), es gibt aber auch noch die so genannte zentrale Schlafapnoe (CSA). Hierbei sendet das Gehirn nicht die richtigen Signale aus, um den Betroffenen im Schlaf richtig atmen zu lassen. Anders gesagt »vergisst« das Gehirn, den Betroffenen atmen zu lassen. Damit verbunden sein kann auch eine Schwäche der Atemmuskulatur. Die Diagnose einer CSA ist oft komplizierter als die einer OSA, und die Behandlung muss sorgfältig auf die Bedürfnisse des Patienten abgestimmt werden.

Eine weitere Form ist die gemischte Schlafapnoe, eine Kombination aus der obstruktiven und der zentralen Schlafapnoe. Ohrkerzen können dazu beitragen, die Kongestion in den oberen Atemwegen zu lindern und die Atmung zu erleichtern. Empfohlen wird eine Gewichtsabnahme, denn die Betroffenen sind häufig übergewichtig und weisen im Nackenbereich einen schwachen Muskeltonus auf.

Klaffende Ohrtrompete

Hierbei ist die Eustachische Röhre ständig offen, sodass der Betroffene alle Kopfgeräusche wie Gähnen, Kauen und Schlucken hört und auch den eigenen Atem und die eigene Stimme abnorm wahrnimmt. Die Störung kommt bei Frauen häufiger vor als bei Männern und bei Heranwachsenden und Erwachsenen wiederum häufiger als bei Kleinkindern. Die Ursachen sind unbekannt, zu den Symptomen gehört das Gefühl verstopfter Ohren, das sich bessert, wenn der Betroffene sich für etwa 20 Minuten hinlegt.

Unter normalen Ruhebedingungen ist die Eustachische Röhre geschlossen und öffnet sich nur beim Schlucken oder bei der Selbstbelüftung, z. B. wenn bei zugehaltener Nase durch die Nase ausgeatmet wird. Auch Schwindel und eine verschlechterte Hörleistung können auftreten, da die klaffende Ohrtrompete übermäßige Druckveränderungen im Mittelohr zulässt, die über eine Bewegung der Gehörknöchelchen ans Innenohr übertragen werden. Manche Patienten schnauben wiederholt, um die Eustachische Röhre zu schließen. Dies kann langfristig zu einem Unterdruck im Mittelohr führen. Ohrkerzen können eine gewisse Linderung verschaffen, indem sie die Funktion der Eustachischen Röhre verbessern. Auch die liegende Position während der Behandlung wirkt sich günstig aus.

Druckveränderungen

Druckveränderungen durch Fliegen oder Tauchen können zu einem Schmerz- und Druckgefühl in den Ohren führen, da sich das Trommelfell zur Seite des niedrigeren Drucks hinwölbt. Medizinisch ist dies als Barotrauma bekannt. Damit der Luftdruck innerhalb und außerhalb des Trommelfells gleich bleibt, haben wir natürliche »Drainage«-Röhren (die Eustachischen Röhren), die das Mittelohr hinten mit der Nase und dem Rachen verbinden. Die Ohren produzieren ständig kleine Flüssigkeitsmengen, die normalerweise über die Eustachischen Röhren nach unten abgeleitet werden und in der Regel so geringfügig sind, dass wir sie im Rachenraum gar nicht wahrnehmen. Die Röhren sind mit Einwegventilen ausgestattet, sodass die Luft vom Mittelohr in den Rachen entweichen kann. Gähnen, Kauen oder Schlucken öffnet die Ventile in die andere Richtung, sodass Luft (und gelegentlich auch Flüssigkeit) ins Mittelohr gelangen kann. Landet ein Flugzeug, wird der Luftdruck in Bodennähe höher und drückt das Trommelfell nach innen. Um dies abzumildern, muss der Druck im Mittelohr rasch steigen. Befindet sich in der Eustachischen Röhre ein Hindernis, kann die Luft nicht ins Mittelohr eindringen, das Trommelfell wird gedehnt und spannt sich unter dem Druck von außen immer stärker, was Schmerzen verursacht.

Häufige Ursachen hierfür sind Infektionen der Ohren, des Rachens, Heuschnupfen oder andere Erkrankungen, die mit einer vermehrten Schleimbildung in der Eustachischen Röhre einhergehen. Bei manchen Menschen ist der Abfluss aus der Eustachischen Röhre gestört oder diese ist zu eng und wird schnell durch Schleim verstopft. Gähnen und Schlucken öffnet die

Ventile und lindert den Schmerz. Eine weitere verbreitete Technik ist der »Valsalva-Versuch«. Hierbei wird die Nase zugehalten und bei geschlossenem Mund kräftig durch die Nase ausgeatmet. Dies drückt die Luft in die Eustachische Röhre und gleicht den Druck hinter dem Trommelfell aus. Es sollte ein leichtes Ploppgeräusch im Ohr zu spüren sein, wenn das Trommelfell seine richtige Position wieder einnimmt. Diese Übung sollte man durchführen, sobald der Landeanflug beginnt und eine Druckänderung zu merken ist und bis zur Landung alle paar Sekunden wiederholen, solange der Druckabfall spürbar ist. Beim Tauchen wird durch den zunehmenden Druck beim Abtauchen ebenfalls Druck auf das Trommelfell ausgeübt. Die Wärme der Ohrkerze kann dazu beitragen, dass die Eustachische Röhre richtig arbeitet und das Trommelfell seine korrekte Spannung nach Druckveränderungen und Luftausdehnung in diesem Bereich wieder erreicht. Empfehlenswert ist eine Behandlung bis zu 48 Stunden vor und/oder nach dem Flug oder Tauchgang.

Nebenhöhlenprobleme (Sinusitis)

Nebenhöhlenprobleme sind sehr häufig und unangenehm. Die Nebenhöhlen sind mit Luft gefüllte Höhlen um Nase und Augen, die mit schleimproduzie-

renden Zellen ausgekleidet sind. Der Schleim wandert ständig durch schmale Kanäle von den Nebenhöhlen in die Nasenhöhle. Diese Kanäle können verstopfen, was zu Schleimansammlung und Entzündung der Nebenhöhlen führt. Die häufigste Ursache hierfür ist eine Virusinfektion wie die gewöhnliche Erkältung. Die Sinusitis kann akut sein (rasche Entwicklung und rasches Abklingen) oder chronisch (langfristig anhaltend). Zu den Symptomen gehören Kopfschmerzen, das Gefühl verstopfter Nebenhöhlen, Schmerzen und Spannungsgefühl im Gesicht, die beim Bücken zunehmen. Eine Sinusitis kann durch die Wärme der Ohrkerzen gelindert werden, wenn die Behandlung mit einer Massage spezifischer Sinus-Releasepunkte im Gesicht kombiniert wird. Während der ersten Tage einer akuten Sinusitis kann die Behandlung täglich erfolgen. Monatliche Behandlungen tragen dazu bei, die Schwere und Häufigkeit von Erkrankungen zu verringern. Bei chronischer Sinusitis sollte im ersten Monat einmal pro Woche und dann zwei oder drei Monate lang alle 14 Tage behandelt werden. Es wird empfohlen, den Verzehr von Milchprodukten einzuschränken, um die Schleimmenge im Körper zu reduzieren.

Die Therapeutin Gabriele behandelte Diane (61 Jahre alt) wegen Nebenhöhlenproblemen. Gabriele schreibt:

»Als Diane zu mir kam, litt sie bereits seit langem unter verstopften Nebenhöhlen. Der Zustand verschlimmert sich bei Kälte. Sie atmet flach durch den Mund und ist häufig erkältet. Letzte Woche erhielt sie von mir ihre erste Behandlung mit Hopi-Ohrkerzen und sprach sehr gut auf die Behandlung an. Ich habe ihr eine Reihe von Behandlungen empfohlen.«

Diane schreibt: »Meine erste Behandlung fand ich sehr angenehm und sie hat mir wirklich genützt. Ich leide unter verstopften Nebenhöhlen und letzte Woche ging es mir besonders schlecht – seit es kalt geworden ist, bin ich jede Nacht mehrmals aufgewacht und meine Nebenhöhlen waren zu. Zu Beginn der Behandlung habe ich noch ziemlich flach geatmet, die Atmung wurde aber bald tiefer. Ich fand die Behandlung sehr angenehm, auch der Geruch der Kerzen gefiel mir und die Massage war wunderbar! Seither schlafe ich wirklich gut, wache nicht mehr wie früher auf und ich atme ständig tiefer. Ich glaube, die Behandlung wirkt noch nach und freue mich schon auf meinen nächsten Termin. Durch die Ohrkerzen werden meine Nebenhöhlen wieder frei und ich bin wirklich begeistert, dass ich mich jetzt darauf freuen kann, bald normal zu atmen und nicht mehr so viel zu schniefen!«

Schnarchen

Schnarchen wird definiert als raues Geräusch durch Schwingungen des Gaumensegels und anderer Strukturen in Mund, Nase und Rachen (obere Atemwege). Verursacht wird es durch Turbulenzen in den Luftwegen während der Einatmung. Die Turbulenzen werden durch eine teilweise Blockade verursacht, die überall zwischen Nasenspitze und Stimmbändern eintreten kann. Häufig beruht sie auf einer Verstopfung der oberen Atemwege oder auf Übergewicht mit einer Abnahme des Muskeltonus und Fettablagerungen im Nackenbereich. Die Verengung tritt entweder nur im Schlaf auf oder besteht ständig und wird im Schlaf nur verstärkt. Das liegt daran, dass der Muskeltonus im Schlaf reduziert ist und eventuell nicht ausreicht, um die Gewebe der Luftwege am Schwingen zu hindern. Im Wachzustand hält der Muskeltonus die Atemwege in Form, daher schnarchen wir im Wachzustand

PRAXISBEISPIEL

Die Therapeutin Lucretia hat die 28-jährige Katherine behandelt, die stark schnarchte. Lucretia schreibt:

»Katherine arbeitet als persönliche Assistentin in einem stark ausgelasteten Büro in London und lebt zusammen mit ihrem dreijährigen Kind. Sie leidet sowohl unter beruflich bedingtem als auch emotionalem Stress, der zu Schlafproblemen und Energiemangel führte. Häufig leidet sie unter Migräne, chronischer Verstopfung und klagt über starkes Schnarchen.«

»Die ersten drei Behandlungen von Katherine erfolgten einmal pro Woche. Nach der ersten Behandlung berichtete Katherine, dass sie beim Aufwachen am Morgen Ohrenschmalz auf dem Kopfkissen gefunden hatte. Weiter berichtete sie, sie habe sich nach einem guten Schlaf sehr entspannt und erholt gefühlt. Katherine empfand die Behandlung als sehr entspannend und angenehm und nach der dritten Behandlung merkte sie, dass ihre Atemwege freier waren und sie leichter atmen konnte. Da sie sehr viel Arbeit hatte, fand die vierte Behandlung erst nach drei Wochen statt. Sie kam mit verstopften Nebenhöhlen und Schmerzen im rechten Ohr. Nach der Behandlung waren größere Wachsmengen in der gelöschten Kerze, die im rechten Ohr benützt worden war. Die Ohrenschmerzen waren deutlich besser geworden, die Nebenhöhlen fühlten sich freier an und sie konnte besser atmen. Nach der fünften Behandlung berichtete Katherine, dass sie deutlich weniger schnarchte, d. h. sie schnarchte seltener und leiser. Schwere und Häufigkeit der Migräneanfälle hatten nachgelassen, sie hatte allgemein mehr Energie und war weniger gestresst. Katherine freut sich sehr über die Behandlungsergebnisse und lässt sich regelmäßig weiterbehandeln.«

nicht. Das lauteste Schnarchen, das je aufgezeichnet wurde, erreichte 69 Dezibel, so viel wie ein Pressluftbohrer mit 70–90 Dezibel.

Schnarchen kann durch alles gelindert werden, was die Atmung verbessert und verhindert, dass wir durch den Mund atmen, wobei es zu einer ständigen Schwingung des Gaumensegels kommt. In einigen Fällen können Ohrkerzen sehr erfolgreich sein, denn sie können dazu beitragen, die oberen Atemwege abschwellen zu lassen und die Atmung zu verbessern. Die Yoga-Übung der abwechselnd durch ein Nasenloch erfolgenden Atmung ist ausgezeichnet und kostenlos. Empfohlen wird der Verzicht auf Milchprodukte, die zu starker Schleimbildung führen. Das Versprühen ätherischer Öle von Eukalyptus und Kiefer im Schlafzimmer trägt dazu bei, die Atemwege zu öffnen und die Atmung zu verbessern.

Rachenentzündung (Pharyngitis)

Eine Rachenentzündung mit Schmerzen beim Schlucken kann durch Laryngitis, Mandelentzündung, Erkältung oder Grippe verursacht werden. Eine bakterielle oder Virusentzündung oder eine Überlastung der Stimme durch Schreien oder Überbeanspruchung können zu einer solchen Entzündung führen. Da Rachen und Ohr über die Eustachische Röhre miteinander verbunden sind, kann eine Infektion problemlos vom Rachen ins Ohr wandern. Vorausgesetzt, dass der Patient nicht unter einer ansteckenden Krankheit wie Influenza leidet, können die entzündungshemmenden Inhaltsstoffe der Ohrkerzen, die Reinigung der Atemwege sowie die verbesserte Durchblutung dazu beitragen, einige Symptome zu lindern und das Immunsystem zu stärken. Den Patienten sollte empfohlen werden, ihre Stimme zu schonen, bis sich der Zustand des Rachens normalisiert hat. Auch die Nasenatmung sollte empfohlen werden, um eine zu starke Austrocknung des Rachens zu verhindern.

Stress

Von Stress sind Menschen aller Altersstufen betroffen, er kann langfristig viele negative Auswirkungen auf die körperliche wie geistige Gesundheit haben. Eine der angenehmsten Funktionen der Ohrkerzenbehandlung ist die Entspannung, die das Nervensystem beruhigt. Häufig schlafen die Patienten während der Behandlung ein. In vielen Fällen kommt es durch die Ohrkerzenbehandlung zu verbesserten Schlafmustern und bei Kindern zu einem Nachlassen der Hyperaktivität. Psychotherapeuten verwenden regelmäßig Ohrkerzen, um verhaltensgestörte Patienten vor Beginn einer Therapiesitzung zu beruhigen. Es gibt zahlreiche Hinweise, die den wohltuenden Effekt der entspannenden Erfahrung auf den gesamten Körper belegen.

Badeotitis

Die Badeotitis oder Schwimmbadotitis ist eine weitere Ursache für Ohrenschmerzen, die häufig im Sommer auftreten. Die Bezeichnung ist nicht ganz korrekt, denn sie kann auch auftreten, ohne dass jemand schwimmt, wird zumeist aber bei häufigen Schwimmern beobachtet. Die Badeotitis ist eine bakterielle Infektion des Gehörgangs, weniger von Trommelfell und Mittelohr. Die eigentliche Entzündung ist normalerweise ein Hautfurunkel im Gehörgang. Dieser kann im äußeren Teil des Gehörgangs sitzen, dessen Haut der übrigen Körperhaut sehr ähnlich ist oder im inneren »membranösen« Teil mit sehr viel dünnerer Haut, die manchmal durch eine Reizung schneller infiziert wird. Bleibt Wasser lange im Gehörgang, vermischt es sich mit dem Ohrenschmalz. In dieser Mischung beginnen Bakterien zu wachsen, und in die nasse Haut können Bakterien leichter eindringen als in trockene Haut.

Die Therapeutin Rosi führte bei ihrer 60-jährigen Mutter eine Ohrkerzenbehandlung durch. Sie schreibt:
    »Nachdem meine Mutter im See geschwommen war, fühlten sich ihre Ohren völlig verstopft an. Sie konnte nicht gut hören, daher führte ich bei ihr eine Ohrkerzenbehandlung durch und sie empfand eine sofortige Besserung. Sofort nach Behandlungsende konnte sie wieder besser hören und war über das rasche Ergebnis sehr glücklich.«

PRAXISBEISPIEL

Bei der Badeotitis ist es wichtig, den Gehörgang möglichst trocken zu halten, bis die Infektion vorüber ist. Wer regelmäßig davon betroffen ist, sollte spezielle Ohrstöpsel für Schwimmer benützen. Eine Ohrkerzenbehandlung kann dazu beitragen, den Gehörgang auszutrocknen, sollte aber NICHT durchgeführt werden, solange eine Entzündung oder Infektion besteht, da sie dann für den Patienten sehr unangenehm sein könnte.

Das Temporomandibulargelenk-Syndrom (TMJ-Syndrom, Costensyndrom)

Hiervon betroffen ist das Drehgelenk, das den Schläfenknochen (Os temporale, in dem sich das Ohr befindet) mit der Mandibula (Unterkiefer) verbindet. Zu den Symptomen gehören dumpfe Schmerzen im Ohrbereich, Druckempfindlichkeit der Kiefermuskeln, Klick- oder Ploppgeräusche beim Öffnen oder Schließen des Mundes, Kopfschmerzen, empfindliche Zähne und abnorme Abnutzung der Zähne. Zu den Ursachen zählen Zahnfehlstellungen, Zähneknir- schen oder das Aufeinanderbeißen der Zähne, Gelenkluxation durch einen schweren Schlag oder eine aggressive Zahnoperation oder Arthritis des Gelenks. Behandelt wird mit Wärme- oder Eisanwendung, Zahnregulierung oder Zahnersatz, dem nächtlichen Tragen einer Knirschschiene, um das Zähneknirschen zu verhindern oder durch eine Operation. Da das Lösen des Ohrenschmalzes vom Trommelfell zu den Funktionen des Kiefergelenks ge-

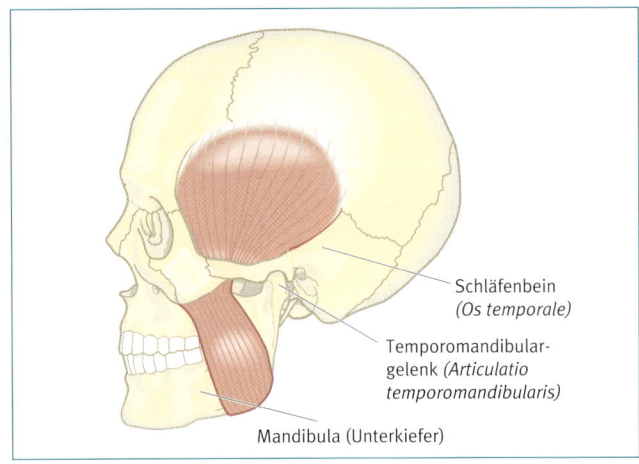

Schläfenbein
(Os temporale)

Temporomandibular-
gelenk (Articulatio
temporomandibularis)

Mandibula (Unterkiefer)

Temporomandibuläres Gelenk

hört, kann jegliche Funktionsstörung in diesem Gelenk zu einer Ansammlung von Ohrenschmalz führen, die Hörprobleme verursacht. Die sanfte Wärme der Kerze zusammen mit einer Massage dieses Bereich kann die Symptome lindern, die Ursache sollte jedoch medizinisch untersucht werden. Für eine sanfte Gelenkkorrektur kann die kraniale Osteopathie hilfreich sein.

Tinnitus

Als Tinnitus wird das ständige oder in Abständen auftretende Rauschen, Brummen oder Klingeln im Ohr ohne äußere Geräuschquelle bezeichnet. Tinnitus kommt häufig und in jedem Alter vor. Die meisten Menschen kennen gelegentlich eine Tinnitusphase in Form eines Brummens nach einem lauten Konzert, diese ist normalerweise aber vorübergehend und verschwindet bald wieder. Jeder Hundertste hat jedoch Tinnitus, der dauernd anhält und die Lebensqualität negativ beeinflusst. Dieser Tinnitus kann durch eine Funktionsstörung der Eustachischen Röhre entstehen oder durch übermäßig viel Ohrenschmalz. Auch chronische Muskelanspannungen in Kopf und Nacken, die zu einer Durchblutungsstörung in diesen Bereich führen, können ein Auslöser sein. Tinnitus ist zudem ein häufiges Symptom der Menièreschen Krankheit, die von allmählicher Schwerhörigkeit begleitet wird. Eine Reizung des Hörnervs kann die Folge hoher Dosen bestimmter Medikamente wie Aspirin oder Chinin sein und zu Tinnitus führen.

Was auch immer die Ursache sein mag, viele Betroffene, die es mit einer Ohrkerzenbehandlung versucht haben, berichteten über eine Besserung ihres Zustands. Das angenehme Geräusch der brennenden Kerze lenkt von den Geräuschen im Ohr ab, während die Wärme und die Massage die Durchblutung anregen und die Muskeln von Kopf und Nacken entspannen. Die Heilpflanze Ginkgo biloba kann eine Erfolgsgeschichte bei der Abhilfe von Tinnitus aufweisen, wahrscheinlich aufgrund ihrer Fähigkeit, die Arterienwände zu entspannen, sodass die Durchblutung insbesondere im Gehirn verbessert wird. Einige Ärzte haben über Erfolge berichtet, wenn sie Patienten mit einer Mischung aus Ginkgo biloba zur Verbesserung der Durchblutung und *Hypericum perforatum* zur Stimmungsaufhellung behandelten. Informationen über diese Studie sind bei der Firma Biosun erhältlich. Da diese Heilmittel aber Wechselwirkungen mit bestimmten Arzneimitteln haben, ist den Patienten eine Selbstmedikation ohne ärztlichen Rat nicht zu empfehlen. Zur Beratung bei der Nachbehandlung können dem Patienten Informationen über Selbsthilfeorganisationen zur Verfügung gestellt werden (siehe S. 130, »Nützliche Adressen«).

Subtile Energie

Eine Blockade der subtilen Energie des Körpers verursacht Störungen auf physischer, emotionaler und mentaler Ebene. Ohrkerzenbehandlungen können Energieblockaden lösen helfen und den Fluss der subtilen Energie fördern, um die Heilung zu unterstützen. Siehe weitere Informationen im Abschnitt »Subtile Energie«, S. 39ff.

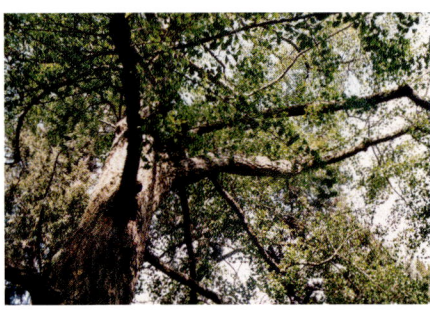

Ginkgo-biloba-Baum

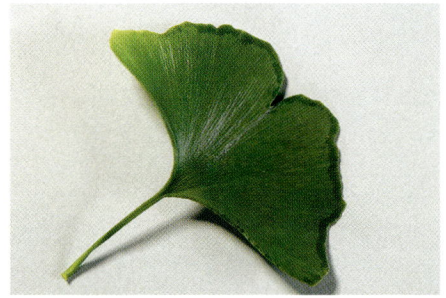

HÄUFIGE FRAGEN

Kann ich Ohrenschmalz mit Wattestäbchen entfernen?
Stecken Sie niemals Wattestäbchen, die Finger oder etwas anderes ins Ohr, denn so wird das Ohrenschmalz auf das Trommelfell gedrückt. Dies könnte zu Schmerzen, Infektionen und Schwerhörigkeit führen. Bitten Sie Ihren Arzt, Ihre Ohren auf zu viel Ohrenschmalz zu kontrollieren.

Können Ohrenerkrankungen durch Ohrkerzen geheilt werden?
Ohrkerzen können zwar einige Symptome von Ohrenerkrankungen lindern, sind aber keine Heilbehandlung für diese Erkrankungen. Wir empfehlen Ihnen, bei Erkrankungen der Ohren immer Ihren Arzt zu befragen und dessen Rat zu befolgen sowie die Gegenanzeigen für eine Ohrkerzenbehandlung

zu berücksichtigen, um eine sichere Durchführung der Behandlung zu gewährleisten.

Tut die Ohrkerzenbehandlung weh?

Eine Ohrkerzenbehandlung, die von jemandem durchgeführt wird, der gut ausgebildet ist und hochwertige Ohrkerzen verwendet, ist niemals schmerzhaft. Vor der Behandlung wird geprüft, ob irgendwelche Gegenanzeigen vorliegen wie beispielsweise eine Entzündung des Gehörgangs, die eine Behandlung unangenehm machen würde. Die meisten spüren eine sanfte Wärme im Gehörgang, die eine beruhigende und entspannende Wirkung hat. Das leichte Knistern der brennenden Kerze wird von den meisten Patienten als angenehm empfunden.

Gegenanzeigen

Gegenanzeigen sind Anzeichen oder Symptome vorhandener Krankheiten, die anzeigen, dass eine Behandlung nicht durchgeführt werden sollte oder bestimmte Bereiche auszusparen sind. Dabei versteht man unter den Anzeichen Befunde, die der Therapeut bei einem Patienten erheben kann, beispielsweise eine Narbe im Gesicht, während Symptome Zeichen sind, über die der Patient klagt oder über die er klagen wird, sobald entsprechende Fragen gestellt werden. Bei der ersten Konsultation sollten Gegenanzeigen sorgfältig geprüft und bei jeder weiteren Behandlung erneut überprüft werden. Unter dem Gesichtspunkt der Sicherheit kann ein Patient mit einer ansteckenden Krankheit, der den Therapeuten aufsucht, diesen und andere Klienten damit anstecken und sein Zustand kann sich durch die Behandlung verschlechtern. Jeder Therapeut, der an einer ansteckenden Krankheit leidet, darf keine Behandlung ausführen.

Unter dem Gesichtspunkt des Entspannungseffekts kann die Behandlung kontraproduktiv sein, wenn der Patient unter Schmerzen leidet, da er zu sehr abgelenkt ist, um entspannen und die Wohltaten der Behandlung genießen zu können. Was vor allem wichtig ist: Sollte ein Patient durch eine Nachlässigkeit des Behandlers einen Schaden erleiden, würde dies ein schlechtes Licht auf dessen fachliche Qualifikation werfen und könnte zu rechtlichen Schritten gegen ihn führen. Therapeuten sollten für eine angemessene Versicherung für ihre Ohrkerzenbehandlungen sorgen. Die Versicherungsgesellschaften verlangen die Kopie eines Ausbildungsnachweises für diese Behandlungsform und einige Gesellschaften erheben sogar einen Zusatztarif zur Risikoabdeckung der Ohrkerzenbehandlung.

- Es gibt komplette Gegenanzeigen, bei denen eine Behandlung erst durchgeführt werden darf, wenn die Erkrankung völlig ausgeheilt ist.
- Andere Gegenanzeigen sind lokal, hier kann eine Behandlung durchgeführt werden, nur sind bestimmte Bereiche auszusparen.

Bei Vorliegen anderer Erkrankungen kann die Behandlung durchgeführt werden, wenn dies vom Arzt des Patienten schriftlich angeraten wird. Kann eine solche Bestätigung des Arztes nicht eingeholt werden, muss der Patient vor der Behandlung schriftlich bestätigen, dass er die Verantwortung für seinen Zustand selbst übernimmt. Das heißt, er macht Angaben zu seinem

Gesundheitszustand auf dem Patientenfragebogen, bestätigt, dass ihm die Behandlung in allen Einzelheiten ausführlich erläutert wurde und stimmt der Durchführung der Behandlung zu. Es ist aber wichtig, dass der Therapeut weiß, in welchen Fällen eine Behandlung definitiv nicht durchgeführt werden darf und sie in diesen Fällen auch verweigert, selbst wenn der Patient die Behandlung wünscht.

Wird mit dem Hausarzt des Patienten Kontakt aufgenommen, muss darauf geachtet werden, dass die Versicherung des Hausarztes dessen Zustimmung zu einer komplementären Behandlungsmethode möglicherweise nicht abdeckt. Der Therapeut sollte dem Arzt deutlich machen, dass er seinen Rat bezüglich der Eignung der vorgeschlagenen Behandlung wünscht und sollte Literatur über die Ohrkerzenbehandlung beifügen einschließlich der Methode, der Vorteile, Gegenanzeigen und Wirkungen. Es kann von einem Arzt nicht erwartet werden, dass er einen Rat über eine komplementäre Behandlung abgibt, ohne Genaues darüber zu wissen. Eine solche Information kann in Form eines Merkblatts erfolgen, mit dem der Therapeut auch für seine Behandlung wirbt.

Bei einigen Gegebenheiten ist bei der Behandlung zusätzliche Vorsicht geboten. Nachfolgend werden Gegenanzeigen und Vorsichtsmaßnahmen für die Ohrkerzenbehandlung und die Massage aufgeführt, die in den Patientenfragebogen vor der Behandlung aufgenommen werden sollten. Wir haben ein Muster für einen solchen Fragebogen angefügt (siehe Fragebogen Seite 70), falls Sie jedoch mehrere Behandlungsformen anbieten, fügen Sie die Punkte vielleicht lieber in Ihren eigenen Fragebogen ein.

Falls Sie nur Ohrkerzenbehandlungen (ohne Massage) durchführen, gelten die Leitlinien auf der nächsten Seite.

Gegenanzeigen für eine Ohrkerzenbehandlung

Perforiertes Trommelfell
Zu einem perforierten Trommelfell (Loch im Trommelfell) kommt es, wenn das Trommelfell nach einer Krankheit oder Verletzung geschädigt ist. Dies kann beispielsweise durch eine laute Explosion geschehen (wie bei einer platzenden Bombe) oder durch eine Infektion im Mittelohr, die eine Anhäufung von zu viel Flüssigkeit verursacht.

Während der Behandlung zirkulieren die warmen Dämpfe im Gehörgang und um das Trommelfell. Dort, wo

Patientenfragebogen

Name: _____ Datum: _____

Adresse: _____ Patienten-Nr.: _____

_____ überwiesen von: _____

_____ E-Mail: _____

Telefon: _____ Handy: _____

Geb.-Datum: _____ Einwilligung für Patienten unter 18 erforderlich?
(Unterschrift der Einwilligung nicht vergessen)
J ≠ N

Vorhandene Erkrankungen
(Alles Zutreffende ankreuzen)

- Nebenhöhlen/Schnupfen ☐
- Kopfschmerzen/Migräne ☐
- Ohrenschmerzen ☐
- Tinnitus ☐
- Leimohr ☐
- zu viel/festes Ohrenschmalz ☐
- Katarrh ☐
- Heuschnupfen ☐
- Erkältung ☐
- Rachenentzündung ☐
- Schnarchen ☐
- Druckprobleme ☐
- Ménière'sche Krankheit ☐
- Sonstige (unten angegeben) ☐

Gegenanzeigen/Vorsichtsmaßnahmen

perforiertes Trommelfell
Paukenröhrchen
Cochleaimplantat
Infektionskrankheiten
Ekzem/Dermatitis/Infektionen im äußeren Ohr
akute Krankheiten/Infektionskrankheiten
erhöhte Temperatur/Fieber/schwere Erkältung
Durchfall und Erbrechen
kurze Zeit zurückliegende Kopf- und Nacken-verletzung
unter Alkohol- oder Drogeneinfluss
hoher/niedriger Blutdruck
Zahnschmerzen/Zahnbehandlung
Öl im Ohr
Allergien auf Inhaltsstoffe der Ohrkerzen
kurze Zeit zurückliegende Operation/Narben-gewebe
Zysten/Geschwülste
schwere Allgemeinerkrankung (unten angeben)
Sonstiges (unten angeben)

Anmerkungen

_____
_____
_____

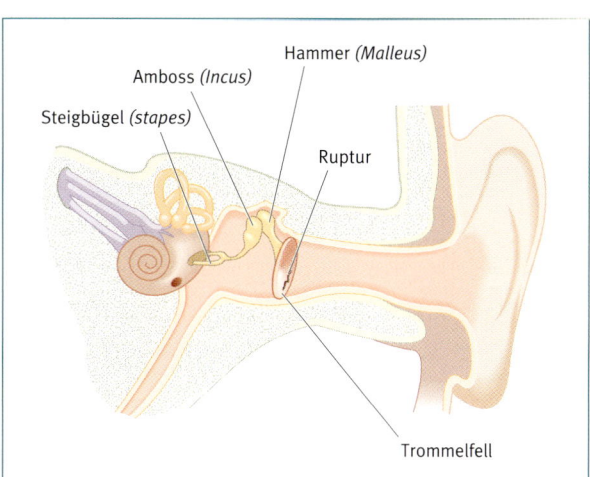

Amboss *(Incus)*
Hammer *(Malleus)*
Steigbügel *(stapes)*
Ruptur
Trommelfell

Perforiertes Trommelfell

das Trommelfell perforiert ist, besteht das Risiko, dass sich ein Rückstand des Dampfes oder Ohrenschmalz im Mittelohr ablagern. Zudem entstehen durch die Behandlung Schwingungen im Trommelfell, das vor Behandlungsbeginn dicht sein sollte.

Paukenröhrchen

Vorrichtungen wie Paukenröhrchen werden ins Trommelfell gesetzt, um den Abfluss von zu viel Flüssigkeit aus dem Mittelohr nach einer Infektion zu erleichtern. Diese Vorrichtungen hinterlassen im Trommelfell ein Loch. Nach dem Entfernen des Röhrchens oder nachdem es von selbst ausgestoßen wurde, sollte sechs Monate mit einer Behandlung gewartet werden, um zu gewährleisten, dass das Trommelfell wieder komplett dicht ist.

Ekzem oder Dermatitis im äußeren Ohr

Das äußere Ohr kann gelegentlich von einem Ekzem oder einer Dermatitis befallen werden. Es kann dann stark jucken, und die Betroffenen kratzen sich die Ohren im Schlaf häufig auf, was wunde Stellen und eine Entzündung verursachen kann. Wegen der erhöhten Empfindlichkeit könnte eine Behandlung unangenehm empfunden werden und den Bereich noch weiter reizen.

Cochleaimplantat

Trägt der Patient ein Cochleaimplantat – eine Art Hörhilfe – könnte es eine Wechselwirkung zwischen der Behandlung und diesem Implantat geben und die Behandlung dadurch unangenehm sein. Das Implantat ist ein kleines elektronisches Gerät, das zum

Teil in die Cochlea implantiert und zum Teil außen getragen wird. Bei Patienten, die nur ein externes Hörgerät haben, ist dies vor der Behandlung zu entfernen.

Akute oder kurze Zeit zurückliegende Infektion im äußeren Ohr

Bei einer akuten oder kurze Zeit zurückliegenden Infektion (z. B. Furunkel) im äußeren Ohr könnte das Ohr wund sein und überempfindlich auf die Wärme und die Dämpfe während der Behandlung reagieren. Liegt hingegen eine Infektion im Mittel- oder Innenohr vor, kann die Behandlung wohltuend wirken. Falls der Patient nicht sicher ist, wo sich die Infektion befindet, sollte dies vor der Behandlung mit dem Arzt abgeklärt werden.

Unter Einfluss von Alkohol oder Drogen

Bei einem Patienten unter dem Einfluss von Alkohol oder »Freizeitdrogen« (wie Cannabis) soll eine Behandlung unterbleiben, da sie den Blutfluss in den Kopf erhöht und dadurch Schwindel, Übelkeit oder irrationales Verhalten verursachen könnte.

Akute Infektionskrankheiten

Erkrankungen oder Infektionen wie Grippe, Mumps, Masern, Tuberkulose und Windpocken sind hoch ansteckend

und daher eine Gegenanzeige für die Behandlung.

Erhöhte Temperatur/Fieber/ schwere Erkältung

Fühlt sich der Patient unwohl und hat erhöhte Temperatur/Fieber, sollte die Behandlung unterbleiben. Dazu gehört auch eine Erkältung mit Niesen oder eine andere Erkrankung der Atemwege, die mit häufigem Husten verbunden ist. Der Behandler könnte sich anstecken, und der Patient könnte die wohltuende Wirkung der Behandlung nicht genießen.

Durchfall und Erbrechen

Der Patient wäre zu sehr abgelenkt, um die Behandlung genießen zu können – er sollte die Ursache des Problems untersuchen lassen.

Kurze Zeit zurückliegende Kopf- oder Nackenverletzung

Bei einem kürzlich erlittenen Schlag auf den Kopf mit Gehirnerschütterung oder einem kürzlich erlittenen Schleudertrauma sollte erst nach einer medizinischen Untersuchung behandelt werden. Gelegentlich können solche Verletzungen die winzigen Knöchelchen im Mittelohr verschieben. Dies sollten die Patienten untersuchen lassen, falls nach der Verletzung Hörprobleme auftreten.

Infektionen von Haut oder Kopfhaut

Bestimmte ansteckende Hautinfektionen wie Impetigo *(Eiterflechte)*, Krätze, Bindehautentzündung, Follikulitis (Entzündung des äußeren Anteils des Haarbalgs), Kopfläuse *(Pediculosis capitis)* und Pilzbefall der Kopfhaut *(Tinea capitis)* sind absolute Gegenanzeigen für die Ohrkerzenbehandlung und die Massage, denn der Behandler und andere Patienten könnten sich anstecken. Andere Hautinfektionen wie Herpes simplex (Fieberbläschen) hingegen sind nur lokale Gegenanzeigen. In diesen Fällen ist der betroffene Bereich auszusparen.

Bedingungen, die bei der Ohrkerzenbehandlung Vorsicht gebieten

Öl im Ohr

Es kommt vor, dass sich ein Klient warmes Öl ins Ohr geträufelt hat, um die Entfernung des Ohrenschmalzes zu erleichtern. Die Wärme, die bei der Behandlung entsteht, könnte das Öl im Ohr stark erwärmen, die Dämpfe könnten im Öl »haften« bleiben und Rückstände sich im Ohr ansammeln. 48 Stunden nach dem Einträufeln von Öl kann die Behandlung durchgeführt werden.

Allergien

Sollte ein Klient eine Allergie oder Unverträglichkeit gegenüber einem der Inhaltsstoffe der Kerzen aufweisen, könnte die Behandlung eine allergische Reaktion auslösen und für den Klienten unangenehm sein. Die Inhaltsstoffe sind in so geringen Mengen vorhanden, dass dies nur selten ein Problem darstellen wird, aber vorsichtshalber sollte eine Kerzenmarke verwendet werden, in der das Allergen nicht enthalten ist.

Schwangerschaft

Eine Schwangerschaft ist streng genommen keine Gegenanzeige für die Ohrkerzenbehandlung. Schwangere sind aber manchmal sehr geruchsempfindlich und bevorzugen eine »einfache« Kerze ohne weitere Zusätze.

Salbei, das häufig in Ohrkerzen enthalten ist, ist während der Schwangerschaft kontraindiziert. Da die Menge in den Ohrkerzen aber sehr gering ist, nennen die Hersteller eine Schwangerschaft nicht als Gegenanzeige. Es sollte darauf geachtet werden, dass die Schwangere es bequem hat und dass bei Rückenlage oder rechter Seitlage

Druck auf die untere Hohlvene ausgeübt werden könnte, eine große Vene, die sauerstoffarmes Blut aus der unteren Körperhälfte zum Herzen bringt. Für eine Hochschwangere kann ein Massagestuhl (On-site-Massage) besser geeignet sein.

Niedriger Blutdruck

Es ist zu bedenken, dass Klienten mit niedrigem Blutdruck schwindlig werden kann, wenn sie sich nach der Behandlung aufsetzen oder aufstehen. Daher sollte ihnen dabei sorgfältig geholfen werden.

Zahnschmerzen

Für Klienten, die unter Zahnschmerzen leiden oder einer Zahnbehandlung unterzogen werden, kann die Behandlung zu unangenehm sein.

Diese Erkrankungen verlangen vor der Ohrkerzenbehandlung ärztlichen Rat

Schwere Erkrankungen

Patienten mit schweren Erkrankungen wie Krebs, Diabetes, Thrombose oder Herzerkrankungen sollten vor der Ohrkerzenbehandlung ihren Arzt befragen. Wurde der Patient vom Hausarzt oder einem anderen Therapeuten komplementärer Methoden überwiesen, informieren Sie diesen über die Fortschritte. Patienten, die regelmäßig Medikamente einnehmen müssen (z. B. wegen Diabetes) sollten ihre Medikamente für den Notfall bei sich haben.

Hoher Blutdruck

Bei Patienten mit sehr hohem Blutdruck besteht die Gefahr der Bildung von Blutgerinnseln, und die Wirkungen der verordneten Medikamente können dazu führen, dass sie sich nach der Behandlung benommen und schwindlig fühlen. Da der Blutdruck durch die Massage meist sinkt, sollte der Hausarzt vor der Behandlung konsultiert werden, damit die Medikamentendosis überwacht und vom Hausarzt bei Bedarf angepasst wird.

Epilepsie

Wegen der Komplexität dieser Erkrankung ist Vorsicht geboten und ärztlicher Rat empfehlenswert. Einige Düfte können epileptische Anfälle auslösen, was bei der Verwendung stark duftender Ohrkerzen oder Massageöle zu berücksichtigen ist.

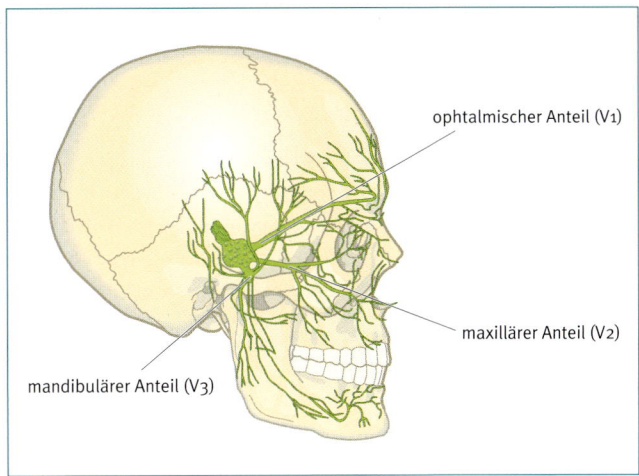

ophtalmischer Anteil (V1)

maxillärer Anteil (V2)

mandibulärer Anteil (V3)

Verteilung des Nervus
trigeminus

Erkrankungen des Nervensystems

Patienten mit Erkrankungen des Nervensystems wie multiple Sklerose, Parkinson-Krankheit, Zerebrallähmung oder Trigeminusneuralgie sollten vor der Behandlung ihren Hausarzt befragen. Eine sanfte Massage kann dazu beitragen, Spasmen, die bei oben genannten Erkrankungen auftreten zu reduzieren. Mit besonderer Sorgfalt sollte für die Bequemlichkeit des Patienten während der Behandlung gesorgt werden, kürzere Behandlungen könnten in diesen Fällen besser geeignet sein.

Falls Sie auch eine Massage von Kopfhaut, Gesicht, Nacken und Ohren anbieten, gelten die folgenden Gegenanzeigen zusätzlich zu denen für die Ohrkerzenbehandlung. Bitte bedenken Sie, dass es sich hier um eine sehr beruhigende und sanfte Massage handelt, die den Kreislauf nicht in dem Maße anregt wie eine Ganzkörpermassage.

Bei diesen Erkrankungen ist bei der Massage besondere Vorsicht geboten

Kurze Zeit zurückliegende Operationen/Narbengewebe

Je nach Lokalisation und Art der Operation kann dies eine absolute oder lokale Gegenanzeige sein oder die Behandlung muss vorab vom Arzt genehmigt werden. Massieren Sie erst, wenn das Gewebe vollständig geheilt ist und Druck aushalten kann, denn dann kann die Massage dazu beitragen, Verwachsungen abzubauen. In manchen Richtlinien heißt es, Narbengewebe könne zwei Jahre nach einer großen Operation und kleine Narben von kleineren Schnitten und Wunden könnten nach sechs Monaten massiert werden. In vielen Fällen kann die Massage bereits früher erfolgen, je nachdem, wie schnell der Heilungsprozess erfolgt.

Hauterkrankungen

Einige Hauterkrankungen des zu massierenden Bereichs wie nässendes Ekzem, Dermatitis oder Psoriasis (Schuppenflechte) sind als örtliche Gegenanzeige zu bewerten, da dieser Bereich rau, wund und infektionsanfällig sein kann. Durch eine Massage könnte sich die Infektion ausbreiten.

Unspezifische Beulen, Zysten und Schwellungen

Zysten findet man auf der Kopfhaut häufig, sie können bei Berührung schmerzhaft oder empfindlich sein. Meist handelt es sich um Haarbalggeschwülste. Sie sind keine absolute Gegenanzeige für die Massage, der Bereich der Geschwulst sollte aber ausgespart werden und der Patient sollte alle Beulen, Höcker und Schwellungen ärztlich abklären lassen, falls dies noch nicht geschehen ist.

Bluterguss, offene Schnittwunde oder Hautabschürfung, Sonnenbrand

Dies sind normalerweise örtliche Gegenanzeigen, der Bereich ist bei der Behandlung auszusparen. Die Ursache eines Blutergusses sollte mit dem Patienten abgeklärt werden, da er eventuell ein Hinweis auf eine medizinische Erkrankung ist.

Zweifelsfälle

Bei Zweifeln darüber, ob der Patient für die Behandlung geeignet ist, suchen Sie sich professionellen Rat und behandeln Sie erst, wenn Sie davon überzeugt sind, dass Sie die Behandlung sicher durchführen können.

Nebenwirkungen

Nebenwirkungen dieser sanften Behandlung sind normalerweise eher positiv als negativ. Im Patientengespräch sollten Sie auf Hinweise zu möglichen unerwünschten Wirkungen achten. Die gesamte Behandlung, insbesondere die Massage, fördert eine wirksamere Funktion aller Körperorgane. Dies kann dazu führen, dass Abfallprodukte über das kardiovaskuläre und das lymphatische System schneller ausgeschieden werden. Es gibt daher einige mögliche Nebenwirkungen, die Ihr Patient in den Tagen nach der Behandlung bedenken sollte und zu denen folgende gehören können, aber nicht gehören müssen:

- häufigeres Harnlassen aufgrund der Kreislaufanregung
  mehr Durst wegen des häufigeren Harnlassens
  Zunahme oder Veränderung der Stuhlfrequenz aufgrund der Anregung des parasympathischen Nervensystems und gründlichere Ausscheidung von Abfallprodukten
- Kopfschmerzen oder leichter Schwindel aufgrund der Kreislaufanregung und Toxinausscheidung – den Kopfschmerzen kann normalerweise durch Wassertrinken nach der Behandlung vorgebeugt werden
- erhöhte Schleimabsonderung aus den Nasengängen, da der Schleim nach der Gesichtsmassage besser aus den Nebenhöhlen abfließt

- Veränderung des Schlafmusters meist im Sinn einer Verbesserung
- Appetitzunahme aufgrund des verbesserten Stoffwechsels
- Steigerung der emotionalen Empfindlichkeit
- Müdigkeit, auf die oft ein Gefühl der Revitalisierung folgt
- Lösung von Stress und Spannung in Muskeln und Gelenken
- Völlegefühl in den Ohren, da das Ohrenschmalz durch die Behandlung befeuchtet wird und sich ausdehnt
- Die Hörleistung kann vorübergehend verschlechtert sein (genau wie nach der Anwendung von Öl oder Ohrentropfen, die verfestigtes Ohrenschmalz befeuchten). Es können mehrere Behandlungen zur Lösung des Ohrenschmalzes erforderlich sein, bis es auf natürlichem Weg ausgeschieden wird.

Gegenanzeigen

HÄUFIGE FRAGEN

Wie kann ich feststellen, ob der Patient ein perforiertes Trommelfell hat?

Ein perforiertes Trommelfell ist ein Loch oder Riss im Trommelfell, das den Gehörgang vom Mittelohr trennt. Häufig wird es von verschlechterter Hörleistung und gelegentlich von Ausfluss begleitet. Anhaltende Schmerzen bestehen meist nicht. Ursachen für ein perforiertes Trommelfell sind normalerweise ein Trauma oder eine Infektion. Sollten die oben genannten Symptome vorhanden sein, befragen Sie den Patienten über kürzlich durchgemachte Ohreninfektionen, einen kräftigen Schlag auf das Ohr, Kopfverletzungen, Exposition an laute Geräusche wie eine Explosion und die Benutzung von Wattestäbchen oder sonstigen Hilfsmitteln im Ohr. Falls Sie den Verdacht auf ein perforiertes Trommelfell haben, behandeln Sie den Patienten nicht, sondern schicken ihn zu seinem Arzt. Falls Sie im Gebrauch eines Otoskops ausgebildet und erfahren sind, können Sie das Trommelfell damit untersuchen.

Kann ich die Behandlung auch durchführen, wenn der Patient im Rollstuhl sitzt oder aus anderen Gründen nicht auf einem Massagetisch liegen kann?

Sie können die Behandlung durchführen, solange der Patient seinen Kopf drehen und bequem auf ein oder mehrere Kissen legen kann. Für ein optimales Ergebnis soll die Ohrkerze möglichst senkrecht ins Ohr eingeführt

werden. Einige Therapeuten führen die Behandlung mit recht gutem Erfolg auf einem Reflexologie- oder On-site-Massagestuhl durch, der auch bei Hochschwangeren meist besser geeignet ist. Die Massage wird in diesen Fällen unterlassen und die Behandlung kann mit Ohrkegeln durchgeführt werden, die eine kürzere Brenndauer haben.

Woher weiß ich, ob mein Patient allergisch auf die Inhaltsstoffe der Ohrkerze reagiert und was ist in diesem Fall zu tun?

Über allergische Reaktionen wird sehr selten berichtet. Es handelt sich dann um spontanen Juckreiz und in diesem Fall sollte die Behandlung abgebrochen werden. Mit Öl (Olive, Jojoba oder Saflor-Distelöl) kann der Bereich beruhigt werden. Träufeln Sie das Öl nicht ins Ohr, sondern führen Sie damit eine leichte Massage der äußeren Gehörgangsöffnung durch.

Ablauf einer Ohrkerzenbehandlung

Das Verfahren

Die Vorbereitung

■ Bereiten Sie das Zimmer vor. In einer sauberen und frischen Umgebung kann der Patient sich besser entspannen und die Behandlung besser wirken. Wählen Sie einen Raum mit sanfter Beleuchtung und ohne Durchzug (oder starke Ventilatoren im Sommer), denn die Kerzenflamme könnte erlöschen und die Asche auf den Patienten fallen.

■ Kontrollieren Sie den Raum auf Rauchmelder, die von einigen Kerzen während der Behandlung aktiviert werden könnten. Bei hochwertigen Bienenwachskerzen ist dies aber nur selten ein Problem.

■ Während der Ohrkerzenbehandlung ist eine Hintergrundmusik nicht nötig, sie könnte die Sinne überfordern und vom angenehmen Geräusch der brennenden Kerze ablenken. Einige Patienten hören während der Massage gerne Entspannungsmusik, während andere die Stille bevorzugen.

■ Nehmen Sie sich für die Behandlung ausreichend Zeit. Berücksichtigt man das Vorgespräch, die Ohrkerzenbehandlung, die Massage und die Beratung nach der Behandlung, erstreckt sich die Sitzung über etwa 45 Minuten.

Der Therapeut

■ Aus Sicherheitsgründen sollte man die Behandlung nicht selbst durchführen. Die Behandlung wirkt sehr entspannend und man schläft dabei möglicherweise ein.

■ Der Therapeut soll sich gepflegt und professionell präsentieren.

■ Seine Fingernägel sollen kurz sein, um bei der Massage nicht zu stören.

■ Armbänder und Uhren werden abgelegt.

■ Lange Haare werden aus Sicherheits- und Hygienegründen zusammengebunden.

Die Ausrüstung

Bevor der Patient kommt, soll alles bereit sein. Alles, was während der Behandlung benötigt wird, liegt in Reichweite des Therapeuten auf einem kleinen Tisch oder Rollwagen bereit. Nachfolgend eine Liste der benötigten Dinge:

■ Massageliege mit Überwurf, Handtüchern, Decke, Kissen etc. Beim Kauf der Liege darauf achten, dass Sie bequem daneben sitzen können und die Knie darunter passen

- Stuhl in bequemer Höhe, damit Ihre Ellbogen neben dem Kopf des Patienten auf der Liege ruhen können. Am besten ist ein höhenverstellbarer Sessel oder Stuhl
- Ein Paar Ohrkerzen oder Ohrkegel
- Feuerzeug, Streichhölzer oder eine kleine entzündete Kerze in Reichweite, an der die Ohrkerze entzündet werden kann
- Wasser zum Löschen der Ohrkerze nach der Behandlung
- Tuch mit einer Öffnung für das Ohr zum Schutz von Gesicht/Kopf des Patienten. (Herstelleradressen finden Sie in Nützliche Adressen im Kapitel »Möglichkeiten der Weiterbildung«)
- Wattestäbchen zum vorsichtigen Abwischen von Pulverrückständen von den Härchen am Eingang des Gehörgangs
- Taschentücher
- Patientenfragebogen und Stift
- Eine Uhr, um zu kontrollieren, wie lange die Kerze benötigt, um bis zur Abbrennlinie herunterzubrennen
- Kissenrolle, die dem Patienten während der Massage unter die Knie gelegt wird
- Trinkwasser und Glas
- Behälter für den Schmuck oder die Wertsachen des Patienten
- Massageöl (falls benötigt).

Wenn der Patient kommt

- Den Patientenfragebogen ausfüllen und alle Gegenanzeigen prüfen.

Ein Musterformular finden Sie in Kapitel 5.

- Bei Kindern unter 18 Jahren muss während der Behandlung ein Elternteil oder gesetzlicher Vertreter anwesend sein und das Formular für Kinder unter 18 Jahren unterschreiben. Kinder können ab dem Alter von 3 Jahren behandelt werden, nachdem geprüft wurde, ob sie für die Dauer der Behandlung still liegen können.
- Dem Klienten wird die Behandlung erklärt und gesagt, dass er sich dafür nicht ausziehen muss und in keiner Weise eine Verbrennung oder einen sonstigen Schaden zu befürchten hat. Der Klient ist darauf hinzuweisen, dass während der Behandlung keine Unterhaltung stattfindet, er dem Therapeuten aber sofort sagen soll, falls er die Behandlung irgendwann als unangenehm empfindet. Dem Klienten wird erklärt, was er zu erwarten hat:
  - Er wird ein angenehmes Knistergeräusch hören
  - Im Bereich des Ohrs wird er eine sanfte Wärme empfinden
  - Möglicherweise wird er ein leichtes »Plopp« spüren
- Der Klient zieht die Schuhe aus, löst Gürtel oder Krawatte und zieht eventuelle schwere Oberbekleidungen aus. Brille, externe Hörgeräte, Halsketten, Ohrringe und Haarschmuck sollten entfernt werden.

Bestimmte Kontaktlinsen sollten herausgenommen werden.

- Notieren Sie, welche Kerze auf welcher Körperseite des Klienten verwendet wird. Hierfür kann unter die Abbrennlinie ein »L« für links und ein »R« für rechts geschrieben werden.
- Der Therapeut wäscht sich die Hände, der Klient legt sich auf der Liege auf eine Seite. Da der Therapeut normalerweise zuerst die Seite behandelt, auf der der Patient das größere Problem empfindet, ist diese Seite oben.

- Dafür sorgen, dass es der Klient warm und bequem hat, indem er mit einer Decke zugedeckt wird, ein passendes Kopfkissen und in Seitlage ein Kissen oder eine Kissenrolle zum Stützen der Arme bekommt. Über Haar und Stirn ein Tuch legen mit einer Öffnung für das Ohr. So wird gewährleistet, dass kein Haar in die Kerzenflamme kommen kann und der Patient sich sicher fühlt.
- Das äußere Ohr inspizieren, um zu überprüfen, dass keine Hautentzündung vorliegt, die der Klient im Gespräch zu nennen vergessen hat.

Einwilligung für Kinder unter 18 Jahren

Name: _____

Adresse: _____

_____

_____

_____

Telefon: _____

Ich, _____ (Name des Elternteils oder gesetzlichen Vertreters) wurde darauf hingewiesen, dass ich den Gesundheitszustand meines Kindes von einem Arzt kontrollieren lassen soll.
Nach Erhalt dieser Hinweise stimme ich zu, dass _____ (Name des Kindes) eine Ohrkerzenbehandlung erhält und übernehme die volle Verantwortung für die Behandlung/die Behandlungsreihe.

Unterschrift des Elternteils/gesetzlichen Vertreters _____

Datum _____

Muster für ein Einwilligungsformular für Kinder unter 18 Jahren

Die Position der Kerze

- Bevor Sie die Kerze anzünden, geben Sie dem Klienten Gelegenheit zu der Erfahrung, wie sich die Behandlung anfühlt, indem Sie die Kerze bereits in seinen Gehörgang einführen. Sie sollte möglichst senkrecht stehen und weder unangenehm noch schmerzhaft empfunden werden. Die Kerze darf **niemals** in den Gehörgang geschoben werden, sondern wird vorsichtig eingedreht, wobei das Ohrläppchen vorsichtig zurückgezogen wird, um einen guten Sitz zu erreichen.
- Anschließend die Kerze wieder herausnehmen und waagerecht vom Patienten weg anzünden. Biosun-Ohrkerzen am unbeschrifteten Ende gegenüber der Filterseite anzünden. Ohrkegel am stumpfen Ende anzünden. Bei anderen Ohrkerzen die Hinweise des Herstellers beachten.

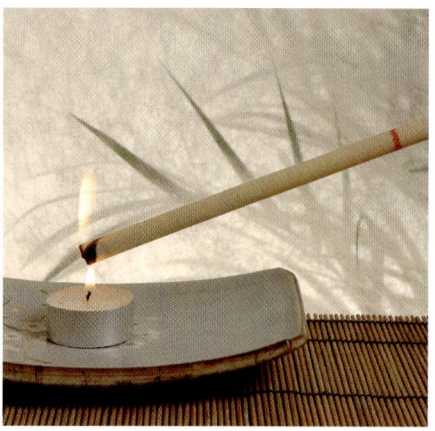

Das Anzünden der Ohrkerze

- Das nicht brennende Ende wird nun wie oben auf das Ohr des Klienten aufgesetzt. Mit einer leichten Drehbewegung wird die Ohrkerze sicher positioniert, diese Sicherung kann durch einen leichten Zug am Ohrläppchen des Klienten unterstützt werden.
- Notieren Sie, wann die entzündete Kerze ins Ohr gestellt wird.
- Ist die entzündete Kerze richtig eingeführt, sollte aus dem unteren Ende kein Rauch entweichen. Falls Rauch unten aus der Kerze kommt, diese vorsichtig justieren, bis kein Rauch mehr zu sehen ist. Dies wird normalerweise durch eine leichte Drehbewegung erreicht. Dieser weiße Rauch stammt von den verdunstenden Inhaltsstoffen, die in der hohlen Röhre der Kerze nach unten sinken und im äußeren Gehörgang zirkulieren.

So wird die Kerze gehalten

- Die Kerze soll zwischen Daumen- und Zeigefinger einer Hand gesichert werden, die anderen Finger ruhen auf dem Patienten. Die andere Hand kann leicht auf dem Kopf des Patienten oder neben seinem Kopf auf dem Kissen liegen. Bei der Behandlung im rechten Ohr wird die Kerze am besten mit der rechten Hand gehalten und umgekehrt, damit der Arm nicht das Gesicht des Patienten bedeckt.

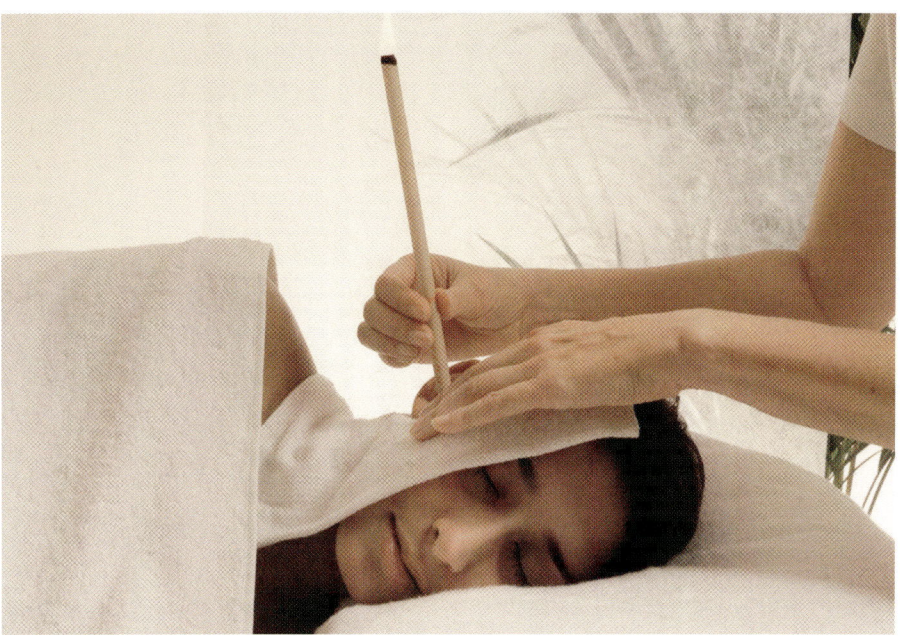

Die entzündete Kerze wird auf das Ohr aufgesetzt

▌ Der Behandler soll darauf achten, sich nicht auf dem Patienten abzustützen und während der Behandlung keinen unangemessenen Druck auf dessen Kopf auszuüben.

Was der Patient empfindet

▌ Ist die Kerze sicher an Ort und Stelle, empfindet der Patient eine sanfte Wärme durch die Dämpfe, die durch die hohle Röhre der Ohrkerze ziehen. Er hört auch ein angenehmes Knistern oder Zischen, erzeugt von den Inhaltsstoffen, mit denen das Material der Ohrkerze getränkt ist, um die Dämpfe zu erzeugen. Das Geräusch nimmt zu, je weiter die Kerze abbrennt und wird deutlicher wahrgenommen, wenn kein festes Ohrenschmalz und keine sensoneuralen Probleme das Hörvermögen beeinträchtigen.

▌ Er kann ein Nachlassen des Drucks in den Ohren oder Nebenhöhlen empfinden oder ein Ploppgeräusch hören, wenn sich die Eustachische Röhre öffnet.

▌ Bei hochwertigen Bienenwachskerzen entweicht oben aus der Kerze nur wenig oder kein schwarzer Rauch. Ist solcher Rauch zu sehen,

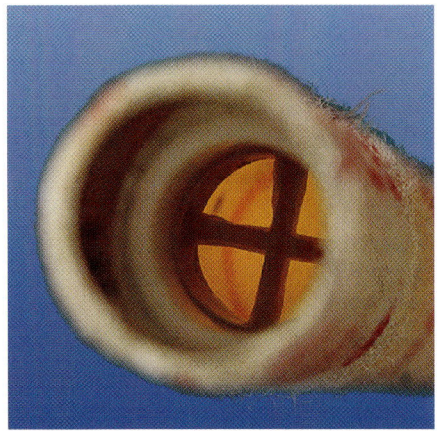

Nahaufnahme des Filters in einer Ohrkerze der Firma Biosun

kann dies auf Probleme oder Blockaden im Ohr-, Nasen- oder Rachenraum hinweisen, und das Patientengespräch und die Analyse der Ohrkerzenrückstände werden dies meist bestätigen.

- Ohrkerzen oder Ohrkegel mit Filter verhindern, dass größere Wachspartikel oder sonstige Rückstände ins Ohr gelangen.

Die Kerze wird aus dem Ohr entfernt

- Sollte der Patient während der Behandlung Unbehagen empfinden, also beispielsweise extrem wärmeempfindlich reagieren, wird die Kerze sofort entfernt.
- Für Biosun-Ohrkerzen gilt: Sobald die Kerze bis etwa 1 cm über der Abbrennlinie (etwa zwei Drittel der Gesamtlänge) heruntergebrannt ist und **nicht weiter**, wird sie vorsichtig entfernt und die Flamme in einem Glas Wasser gelöscht. Die Kerze dabei nicht vollständig ins Wasser tauchen. Für andere Kerzen oder Ohrkegel die Anweisungen des Herstellers beachten.

- Die benützte Kerze beiseite legen, um die Rückstände nach Abschluss der Behandlung prüfen zu können.

Nach dem Entfernen der Ohrkerze

- Es wird notiert, wie lange die Kerze zum Abbrennen gebraucht hat.
- Kontrollieren, ob sich Kräuterrückstände aus der Kerze im äußeren Gehörgang des Klienten abgesetzt haben – sie lassen sich vorsichtig entfernen. Üblicherweise gelangt eine sehr kleine Menge der Kräuterrückstände aus der Kerze durch den Filter, wegen der Form des Gehörgangs und den schützenden Härchen am Eingang können diese Rückstände aber nicht in den Gehörgang gelangen. Da das äußere Ohr nur außen berührt wird, kann zum Entfernen ein hochwertiges Wattestäbchen verwendet werden. **Niemals etwas in den Gehörgang stecken/ schieben.**
- Bitten Sie den Klienten, sich auf die andere Seite zu legen und wiederho-

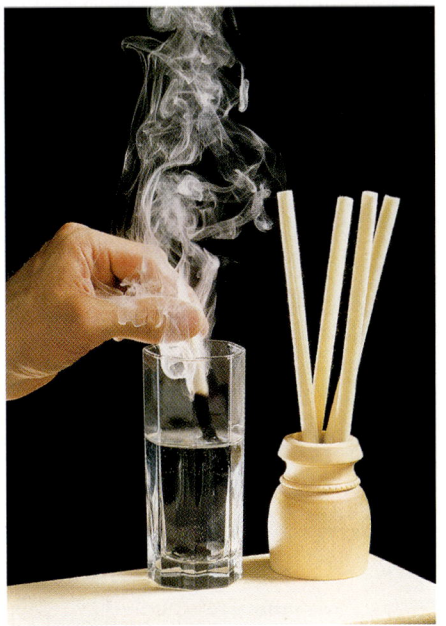

Das Löschen der Ohrkerze

len Sie die Behandlung im anderen Ohr.

❚ Nach der Behandlung beider Ohren soll der Patient 10–15 Minuten ruhen. In dieser Zeit kann die Behandlungswirkung durch eine entspannende Massage von Gesicht, Nacken, Ohren und Kopfhaut unterstützt werden. Dies regt die Durchblutung an, löst Muskelverspannungen, unterstützt die Reinigung der Nebenhöhlen und fördert die Entspannung – siehe den Vorschlag für eine Massagesequenz ab S. 101.

Nach der Behandlung

❚ Helfen Sie dem Patienten beim langsamen Aufsetzen und Verlassen der Liege, waschen Sie sich die Hände und bieten Sie dem Patienten ein Glas Wasser an.
❚ Fragen Sie ihn, wie er sich während und nach der Behandlung gefühlt hat. Verbrennungsrückstände können sich im oder um den Filter angesammelt haben.
❚ Öffnen Sie die Kerzen und prüfen Sie diese Rückstände. Sie sind ein Mitindikator dafür, wie häufig die Behandlung durchgeführt werden sollte.

Beratung nach der Behandlung

❚ Nach der Behandlung ist es wichtig, dem Klienten einige einfache Hinweise zu geben, damit er den größtmöglichen Nutzen aus der Behandlung ziehen kann. Hier einige Tipps:
❚ Trinken Sie nach der Behandlung Wasser. Dies fördert die Ausscheidung von Toxinen und beugt dem Auftreten von Kopfschmerzen nach der Behandlung vor.
❚ Um die Behandlungswirkungen vollständig auszuschöpfen, ist es ratsam, 24 Stunden nach der Behandlung auf Wassersport wie Schwimmen zu verzichten.
❚ In wenigen Fällen können die Ohren am Tag nach der Behandlung

empfindlicher reagieren. Meiden Sie nach Möglichkeit kalten Wind und Luftzug oder stecken Sie etwas Watte ins Ohr (nur ganz vorne in den Eingang des Gehörgangs, nicht tiefer).

■ Stochern Sie nie mit Wattestäbchen oder sonstigen Gegenständen im Ohr, dies könnte das Trommelfell schädigen.

■ Reduzieren Sie den Verzehr von Milchprodukten, wenn Sie unter Nebenhöhlenproblemen leiden, denn Milchprodukte sorgen für große Schleimbildung im Körper.

■ Reduzieren Sie den Genuss von koffeinhaltigen Getränken und Alkohol, da diese eine diuretische Wirkung haben.

■ Trinken Sie stattdessen mehr Wasser, Kräutertees oder frische Säfte, um alle Körperzellen gut mit Feuchtigkeit zu versorgen und den Prozess der Ausschwemmung von Abfallprodukten zu fördern.

■ Nehmen Sie sich regelmäßig Zeit zur Entspannung.

■ Lassen Sie sich regelmäßig behandeln, um die Ohren und oberen Atemwege frei zu halten.

Behandlungshäufigkeit

Die Behandlung kann bis zu 48 Stunden nachwirken, z. B. ausgleichend auf den Blutdruck wirken oder Ohrenschmalz entfernen, daher sollten zwischen zwei Behandlungen mindestens zwei Tage liegen. Nach einer Erstbehandlung kann die Notwendigkeit weiterer Behandlungen und deren Häufigkeit anhand folgender Kriterien beurteilt werden:

■ Behandlungsziel, d. h. was möchte der Klient erreichen

■ Schwere der Erkrankungen, die der Patient aufweist

■ Ergebnisse der Behandlung, d. h. die sofortigen Wirkungen und die Wirkungen in den Folgetagen

■ Analyse der Rückstände nach der Behandlung.

Behandlungsziel

Warum wurde der Klient behandelt?

Der Behandler sollte erfragen, was sich der Klient von der Behandlung erwartet. Beispiel:

■ Ziel der Behandlung ist die Entfernung von festem Ohrenschmalz – dies kann bereits nach einer Behandlung gelingen oder zwei oder mehr Behandlungen erfordern.

■ Der Klient litt durch Jetlag unter Kopfschmerzen – dies kann mit einer Behandlung behoben sein.

Schwere der Erkrankungen

Liegen leichte, akute oder chronische Erkrankungen vor?

Je schwerer die Erkrankung, desto mehr Behandlungen sind erforderlich. Beispiel:

▪ Eine Erkrankung wie chronische Nebenhöhlenprobleme benötigen normalerweise mindestens drei Behandlungen, zwischen denen der Abstand höchstens eine Woche betragen sollte. Anschließend sollte ein- oder zweimal pro Monat eine Weiterbehandlung erfolgen, um die Symptome zu verringern.

▪ Eine akute Erkrankung wie eine Erkältung wird zwei oder drei Behandlungen pro Woche erfordern, bis die Symptome abgeklungen sind.

Ergebnisse der Behandlung

Welche Ergebnisse hat der Patient sofort festgestellt?

In der Regel wird der Patient sofort einen Behandlungserfolg spüren, z. B. die Linderung seiner Erkrankung. Beispiel:

▪ Kopfschmerzen können völlig verschwinden, die Nebenhöhlen sich weniger verstopft oder die Ohren weniger blockiert anfühlen.

▪ Solange die Symptome nicht vollständig abgeklungen sind, könnte der Patient von weiteren Behandlungen profitieren.

Wie fühlte sich der Klient 48 Stunden nach der Behandlung?

Beispiel:

▪ Verfestigtes Ohrenschmalz kann von einer reduzierten Hörleistung begleitet werden. Nach der Behandlung kann sich die Hörleistung vorübergehend noch weiter verschlechtern, da sich das befeuchtete Ohrenschmalz ausdehnt. Die Hörleistung sollte nach ein oder zwei Tagen besser sein, wenn das Ohrenschmalz auf natürliche Weise ausgestoßen wurde.

Analyse der Rückstände nach der Behandlung

Nach der Behandlung können die Kerzen geöffnet und die Rückstände im Inneren betrachtet werden. Die Analyse der Rückstände nach der Behandlung wird von den Therapeuten sehr kontrovers diskutiert, einige behaupten, die Rückstände stammten aus den Ohren des Patienten, während andere die Rückstände außer Acht lassen und die Behandlungsergebnisse nur anhand der Reaktionen des Klienten beurteilen.

Es ist offenkundig, dass die Rückstände nicht aus den Ohren des Klienten stammen. Bei Ohrkerzen mit Filter werden Rückstände nur **über** dem Filter gefunden. Diese Tatsache bekräftigt, wie wichtig es ist, Ohrkerzen mit Filter zu verwenden, da die Rückstände sonst ins Ohr des Patienten gelangen können. Dies war einer der Hauptgründe, warum Ohrkerzen gelegentlich eine schlechte Presse hatten.

Bei den Rückständen handelt es sich tatsächlich um Bienenwachs und Pulver von der Kerze selbst, man findet sie auch, wenn man eine Ohrkerze einfach abbrennt, ohne sie in das Ohr eines Klienten zu stellen und sie nach dem Abkühlen öffnet.

Aus unserer mehrjährigen Erfahrung bei der Behandlung von Patienten und

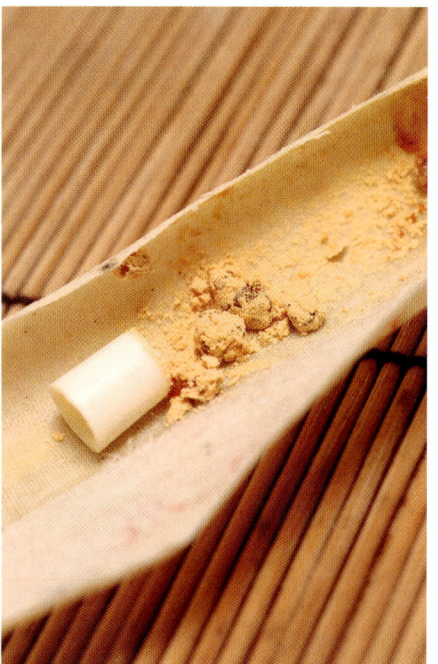

Die Kerzenrückstände setzen sich über dem Filter ab

der Erfahrung vieler anderer Therapeuten geht hervor, dass bei Patienten mit schwerwiegenderen Problemen mehr Wachs- und Pulverrückstände gefunden werden. Normalerweise findet man auch auf der Seite mehr Wachs- und Pulverrückstände, auf der die Ohr-, Nasen- oder Rachenprobleme größer sind. Auf dieser Seite braucht die Ohrkerze manchmal auch länger, bis sie abgebrannt ist. Probleme wie festes Ohrenschmalz können den Raum reduzieren, in dem die Dämpfe zirkulieren, und Probleme in anderen Teilen des Ohres und verwandter Strukturen können die Wärmeenergie der Kerze binden, sodass sie weniger für das Abbrennen der Inhaltsstoffe zur Verfügung steht. Je schwerer die Erkrankung, desto mehr Rückstände werden nach der Behandlung normalerweise über dem Filter gefunden.

Die Menge dieser Wachs- und Pulverrückstände zusammen mit dem Patientengespräch über die Behandlungseffekte, können als Hinweis dafür dienen, wie oft der Patient eine Behandlung benötigt. Die Ergebnisse beider Ohren unterscheiden sich häufig, auf der einen Seite werden mehr Rückstände festgestellt als auf der anderen Seite.

Nachfolgend eine Richtlinie für die erforderliche Behandlungshäufigkeit, die sich aus den Kerzenrückständen ergeben kann. Bei der Behandlungsbewertung sollten aber auch die Faktoren berücksichtigt werden, die auf den vorherigen Seiten genannt werden.

Klare Ergebnisse

Brennt die Kerze sauber herunter, ohne Rückstände zu hinterlassen, liegen im Ohr-, Nasen- und Rachenbereich offenbar keine Probleme vor. Wir haben in unserer Praxis noch keinen Fall erlebt, indem nach der Behandlung keine Rückstände zu sehen waren. Aufgrund der Umweltverschmutzung insbesondere in den Städten und wegen der Allergene und schleimfördernden Lebensmittel wie Milchprodukte bemerken die meisten Menschen von Zeit zu Zeit eine leichte Kongestion, die häufig ohne größere Auswirkungen bleibt. Werden in der Kerze nach der Behandlung keine Rückstände gefunden, wird vorbeugend eine Behandlung alle vier oder sechs Monate vorgeschlagen oder auch häufiger, wenn der Klient die Behandlung genießt und sie als wirksame Methode zum Stressabbau empfindet.

Kleine Rückstandsmengen

Ein Beispiel für eine kleine Rückstandsmenge wäre nur das gelbe Pulver, der Kräuterrückstand der Kerze. Dies kann auf ein leichtes Problem hindeuten wie leichte Nebenhöhlenprobleme oder eine leichte Erkältung und ist ein sehr häufiges Ergebnis. Ein Teil der Wärmeenergie der Kerze wird hierbei für die Problembehandlung genutzt,

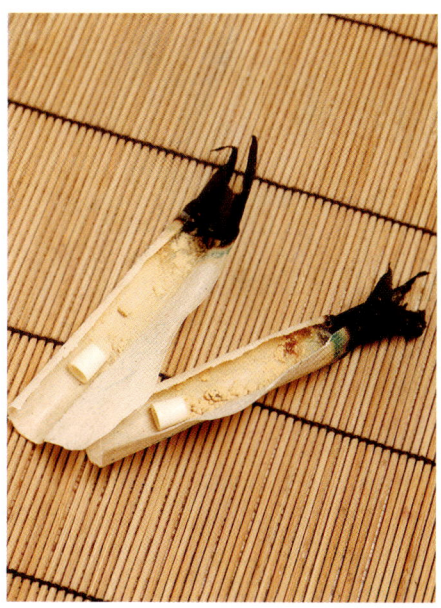

Eine kleine Rückstandsmenge ist in der Kerze geblieben, die im linken Ohr des Patienten verwendet wurde, und eine mittlere Rückstandsmenge bei der Kerze des rechten Ohrs. Der Patient nannte vor der Behandlung Probleme auf der rechten Seite

sodass nicht die gesamte Wärme zum Abbrennen der Kerzeninhaltsstoffe zur Verfügung steht, die sich dann über dem Filter absetzen. In diesem Fall wird bis zur nächsten Behandlung meist ein Abstand von vier bis sechs Wochen empfohlen. Möglicherweise wünscht der Klient zur Entspannung aber auch häufigere Behandlungen.

Mittlere Rückstandsmenge

Beispiel: Eine kleine Menge Bienenwachs und in der Regel etwas gelbes

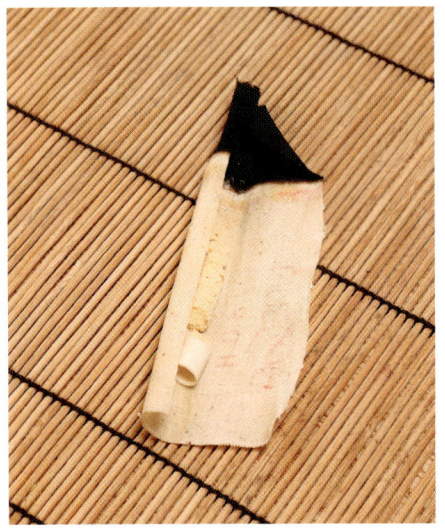

Eine große Rückstandsmenge

Abbrennen des Wachses und der zugesetzten Kräuter verbleibt, die sich über dem Filter absetzen. In diesem Fall wird eine Behandlung alle zwei bis vier Wochen empfohlen, bis sich der Zustand bessert.

Große Rückstandsmenge
Dabei handelt es sich um größere Mengen Bienenwachs und Pulver, was in der Regel auf schwere Probleme hindeutet wie akute oder chronische Nebenhöhlenprobleme, Migräne, Tinnitus etc. Viel Wärme kommt hierbei im Bereich des Trommelfells zur Wirkung, sodass für das Verbrennen der Kerzeninhaltsstoffe weniger Energie bleibt und Wachs und Pulver sich über dem Filter absetzen. In diesem Fall wird eine Behandlung ein- oder zweimal pro Woche für die Dauer von drei Wochen empfohlen, im Anschluss daran eine Behandlung pro Monat.

Pulver. Dies findet man häufig bei etwas schwereren Problemen wie Kopfschmerzen, Grippe oder Sinusitis. Im Bereich des Trommelfells wirkt mehr Wärme, sodass weniger Wärme zum

---

HÄUFIGE FRAGEN

Was ist ein Otoskop und sollte ich bei den Ohrkerzenbehandlungen eines verwenden?
Ein Otoskop ist ein medizinisches Instrument, das aus einer beleuchteten Vergrößerungslinse besteht. Man benützt es, um den Gehörgang *(Meatus auditorius)* und das Trommelfell (Membrana tympani) zu untersuchen. Es wird in Verbindung mit einem Spekulum verwendet, einem Instrument, das eine Körperöffnung offen hält, sodass die Untersuchung durchgeführt werden

kann. Man bekommt ein Otoskop für den Hausgebrauch für rund 25 € im Sanitätshaus. Diese Otoskope sind häufig aber von deutlich schlechterer Qualität als die von Ärzten verwendeten, sehr viel teureren Otoskope. Sie sollten diese Instrumente **nicht** ohne entsprechende Schulung und Versicherung einsetzen. Informationen zu den Ausbildungsmindestanforderungen sind bei der Deutschen Gesellschaft für Audiologie erhältlich (siehe S.128, »Nützliche Adressen«).

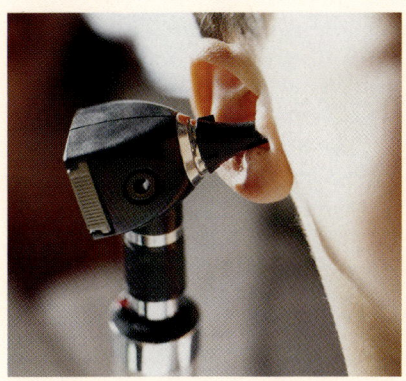

Otoskop

Was kann ich tun, wenn der Eingang zum Gehörgang sehr eng ist?

In diesem Fall eignen sich Ohrkegel, deren unteres Ende schmaler ist. Wenn Sie Biosun-Ohrkerzen verwenden, können Sie das untere Ende leicht zusammendrücken, um es etwas zu verkleinern. Achten Sie aber immer sorgfältig darauf, das untere Ende der Kerze niemals zu tief in den Gehörgang einzuführen, da dies sehr unangenehm und möglicherweise auch gefährlich sein kann. Der Klient sollte immer dazu aufgefordert werden, jegliches Unbehagen oder jeglichen Schmerz sofort mitzuteilen.

Ist es wichtig, dem Klienten nach der Behandlung die Rückstände zu zeigen?

Die Kerzenrückstände sind interessant, es könnte aber von der Wirksamkeit der Behandlung ablenken, wenn zu viel Gewicht darauf gelegt wird. Einige Klienten akzeptieren es auch schlecht, dass die Rückstände nicht aus dem Ohr stammen. Zeigen Sie dem Klienten die Rückstände, wenn Sie es für angebracht halten, z. B. wenn die Rückstandsmengen sehr groß sind oder wenn in der Kerze des einen Ohrs mehr Rückstände bleiben als in der Kerze des anderen Ohrs.

Kann ich während einer Behandlung mehr als eine Kerze pro Ohr verwenden?

In der Regel reicht es aus, während einer Behandlung nur eine Kerze pro Ohr zu verwenden. Es kann jedoch Ausnahmesituationen geben, in denen der Gebrauch von zwei Kerzen pro Ohr günstig sein kann. Leidet ein Klient beispielsweise unter starken Kopfschmerzen oder chronischen Nebenhöhlenproblemen und die Symptome sind nach der Behandlung mit dem ersten Kerzenpaar noch vorhanden und beeinträchtigen ihn stark, wird durch ein zweites Paar Kerzen normalerweise eine größere Erleichterung erzielt.

Meine dreijährige Tochter leidet unter Ohrenschmerzen. Ist es eine gute Idee, sie zu behandeln?

Dreijährige Kinder können behandelt werden, sofern sie in der Lage sind, während der Behandlung ruhig liegen zu bleiben. Für Kleinkinder sind Ohrkegel mit ihrer kürzeren Brenndauer gut geeignet oder man kann auch nur in jedem Ohr eine Kerze zur Hälfte abbrennen, auch wenn der Gebrauch einer ganzen Kerze vorzuziehen ist. Die folgende Fallstudie kann Ihre Frage eventuell noch weiter beantworten.

Die Behandlerin Luma schreibt:

»Ich habe zwei Töchter, Munia ist fünf und Rana dreieinhalb. Munia ist ein sehr energiegeladenes, fröhliches Kind, sie bat mich um eine Ohrkerzenbehandlung, weil sie gesehen hatte, dass ich ihren Vater mit Ohrkerzen behandle. Also machte ich bei ihr mehrmals eine Ohrkerzenbehandlung. Sie mag das sehr gerne, legt sich auf das Sofa und wird sehr ruhig und entspannt. Ich hätte die Behandlung gerne auch bei Rana gemacht, die häufig unter Ohrenschmerzen und verstopfter Nase leidet, hatte aber immer den Eindruck, sie sei dafür noch zu jung. Letzte Woche wollte sie aber von sich aus eine Behandlung, weil ihr rechtes Ohr wieder sehr weh tat und ihre Nase stark verstopft war. Ich freute mich, einen Versuch machen zu können. Ich legte sie auf das Sofa, stellte im Fernsehen einen Zeichentrickfilm an, setzte mich neben ihren Kopf und hielt die Ohrkerze in ihr Ohr, damit sie merkte, wie sich das anfühlt. Dann zündete ich die Kerze an und führte sie in ihr Ohr ein. Rana war sehr entspannt, wir unterhielten uns leise und schauten den Zeichentrickfilm an. Als beide Ohren behandelt waren, zeigte ich ihr die Kerzenrückstände. Natürlich gab es von der Kerze im rechten Ohr, das ihr wehtat, viele Rückstände. Nachts schlief sie richtig gut, ihre verstopfte Nase besserte sich und sie bekam mehr Appetit. Zur Vorbeugung wende ich bei Rana regelmäßig Hopi-Ohrkerzen an, denn es ist kalt und im Kindergarten sind viele Kinder krank. Manchmal verwende ich in jedem Ohr eine ganze Kerze, manchmal nur die Hälfte, wenn sie nicht gut ruhig liegen bleiben kann. Ich bin erstaunt über die Besserung ihres Zustands, die mir wieder einmal zeigt, wie wunderbar Ohrkerzen wirken – sie reinigen nicht nur die Nebenhöhlen, sondern helfen Kleinkindern auch, sich zu entspannen. Ich denke, bei sehr jungen Kindern wie Rana ist der beste Behandlungszeitpunkt, wenn sie aus dem Kindergarten kommen oder am Spätnachmittag nach einem kleinen Imbiss, wenn sie etwas müde sind. Man kann Musik dabei hören oder einen Zeichentrickfilm anschauen, es funktioniert wirklich gut!«

Die Massage

Die Ohrkerzenbehandlung kann durch eine Massage von Gesicht, Nacken, Kopfhaut und Ohren noch unterstützt werden. Die Behandlungssequenz umfasst Effleurage (Streichmassage), Druckpunktmassage, leichte Friktion (Reibung) und Lymphdrainage.

Zusammen mit der Ohrkerzenbehandlung dauert die gesamte Sitzung etwa 45 Minuten. Die Massage soll unterbleiben, wenn der Patient sie wegen Zeitdruck oder aus persönlichen Gründen nicht wünscht oder Gegenanzeigen für eine Massage aufweist.

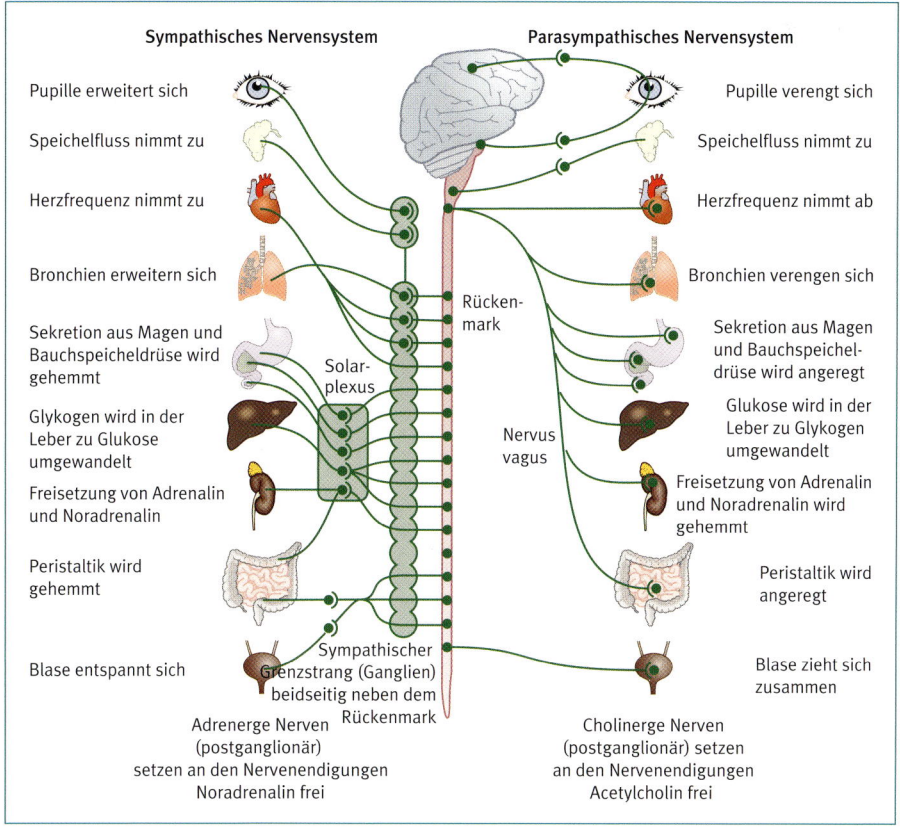

Die beiden Teile des autonomen Nervensystems

Die Massage wirkt auf alle Körpersysteme günstig. Sie regt das parasympathische Nervensystem an, wodurch die Herzfrequenz abnimmt, der Blutdruck sinkt und die Blutgefäße sich ausdehnen, sodass sie wirksamer funktionieren.

Die Atmung wird verlangsamt und vertieft, die Lungenkapazität bessert sich durch Lösung aller Spannungen in der Atemmuskulatur. Sind diese Systeme entspannt, wird die Peristaltik angeregt, denn das Verdauungssystem kann besser arbeiten, die Durchblutung der Reproduktionsorgane, die bei Stress unterversorgt sind, bessert sich.

Zu den positiven Auswirkungen auf die Psyche gehören eine Abnahme von Stress und Unruhe, zunehmendes Wohlbefinden und Selbstwertgefühl, ein positives Körperbewusstsein und ein verbessertes Körperbild.

Die Massagetechniken

Halten

Die Hände werden für jeweils fünf Sekunden leicht auf die Ohren und den Scheitel des Patienten gelegt. Das Gehirn nimmt auch die leichteste Berührung wahr, daher ist dies ein wohltuender Beginn und ein wohltuendes Ende jeder Massagesequenz.

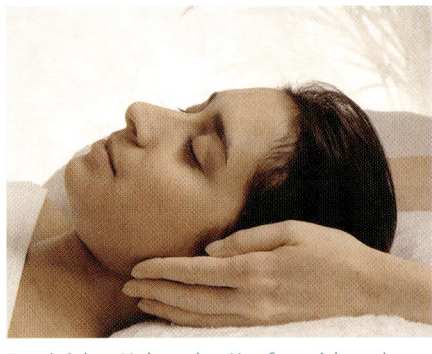

Das leichte Halten des Kopfes wirkt sehr beruhigend

Effleurage

Der Begriff kommt von dem französischen Wort »effleurer«, was »leicht berühren« bedeutet. Eine leichte, streichende und entspannende Bewegung mit unterschiedlichem Druck, die vor und nach jeder Massage ausgeführt wird, um zu beruhigen, zu entspannen und die Durchblutung zu verbessern. Sie bereitet den Körper auf die Massage vor, macht den Patienten mit der Berührung des Therapeuten bekannt und wärmt den Bereich auf. Die Effleurage fördert die Abschilferung von Hautzellen und erhöht die Sebumproduktion, was die Geschmeidigkeit und Infektionsabwehr der Haut verbessert. Sie fördert auch die Vasodilatation (Erweiterung der Blutgefäße), versorgt die Hautzellen mit Sauerstoff und Nährstoffen und beschleunigt die

Eliminierung von Abfallprodukten wie Milchsäure.

Im Gesicht führen wir dieses leichte Streichen mit beiden Händen aus. Alle Bewegungen beginnen auf der Mittellinie und führen nach außen.

Akupressurpunkte

Druckanwendung mit den Fingern auf spezifische Punkte. Durch die Druckanwendung auf diese Punkte wird blockierte Energie befreit, die Durchblutung gebessert, das Freiwerden der Nebenhöhlen gefördert, und die Nerven werden angeregt. Acht der 14 Akupunktur-Hauptmeridiane haben Punkte im Gesicht, sodass es nicht überrascht, dass die Gesichtsakupressur sich so umfassend auf den gesamten Körper auswirkt. Anhand des Diagramms unten wie angegeben leichten Druck ausüben.

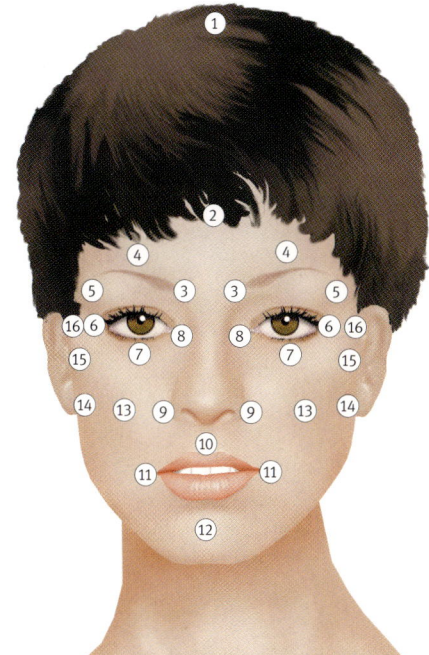

Diese Punkte liegen auf Meridianlinien. Einige dieser Punkte aktivieren nicht nur die Energie des jeweiligen Meridians und der damit verknüpften Organe, sondern unterstützen auch weitere Körperfunktionen. Führen Sie mit den Fingern kleine Kreise um diese Punkte aus oder drücken Sie leicht auf jeden Punkt. Bei regelmäßiger Durchführung können Sie den freien Fluss von *qi* in Ihrem Körper und ihre Gesundheit und ihr Wohlbefinden verbessern.

Punkt 1: Lenkergefäß 20 – bessert Depressionen und macht den Geist frei

Punkt 2: Lenkergefäß 23 – lindert Kopfschmerzen und Migräne. Dieser Punkt entspricht dem Stirnchakra (Drittes Auge)

Punkt 3: Blase 2 – hilfe bei Fazialisparese, z.B. Bell'sche Parese, macht müde Augen munter

Punkt 4: Gallenblase 14 – lindert Kopfschmerzen

Punkt 5: Dreifacher Erwärmer 23 – bessert Augenprobleme, Kopfschmerzen und Fazialisparese

Punkt 6: Gallenblase 1 – bessert Konjunktivitis, Migräne, Spannungskopfschmerz

Punkt 7: Magen 1 – bessert Konjunktivitis, Glaukom, Katarakt; gibt den Augen Glanz

Punkt 8: Blase 1 – bessert Konjunktivitis und Schlaflosigkeit

Punkt 9: Dickdarm 20 – günstig bei allen Arten von Nasenproblemen, Fazialisparese, banaler Erkältung

Punkt 10: Lenkergefäß 26 – günstig bei Schmerzen oder Schwellungen des Zahnfleisches, verringert das Hungergefühl, daher gut zur Gewichtsabnahme

Punkt 11: Magen 4 – günstig bei Fazialisparese

Punkt 12: Konzeptionsgefäß 24 – günstig bei Fazialisparese und Zahnschmerzen

Punkt 13: Magen 3 – günstig bei Fazialisparese, Trigeminusneuralgie und verstopfter Nase

Punkt 14: Gallenblase 2 – regt den Gallenblasenmerdian an und fördert den lokalen Lymphabfluss

Punkt 15: Dünndarm 19 – günstig bei Ohrproblemen, Tinnitus, Schwerhörigkeit, fördert den Lymphabfluss im Punktbereich

Punkt 16: Dreifacher Erwärmer 21 – stimuliert diesen Meridian und fördert den Lymphabfluss im Punktbereich

Die Akupressurpunkte des Gesichts

Friktion

Der Name stammt von dem lateinischen Wort »fricare« »abreiben«. Bei der Friktionstechnik wird Gewebe gegen den Knochen gedrückt, d. h. dabei wird nicht über die Haut gestrichen. Die Friktionsbewegung wird entweder mit der ganzen Hand oder nur mit den Fingern, Daumen oder Handflächen ausgeführt. Häufig wird sie als Abschluss der Behandlung eines kleinen Bereichs oder für spezifische verspannte Bereiche wie das Kiefergelenk eingesetzt. Funktioniert dieses Gelenk nicht richtig, kann dies zur Ansammlung von festem Ohrenschmalz führen. Die Friktion verbessert die Durchblutung, lockert Muskelspannung in der Kau-

muskulatur wie dem M. masseter und fördert bei Anwendung auf der Kopfhaut den Haarwuchs. Der ausgeübte Druck hängt von dem bearbeiteten Bereich ab und reicht von mittlerem Druck wie beispielsweise im Nacken bis zu leichtem Druck beispielsweise im Gesicht. Bei dieser Sequenz werden die Fingerkuppen von drei Fingern jeder Hand auf großen Flächen (z. B. Stirn und Wangen) und ein oder zwei Finger auf kleinen Flächen eingesetzt (z. B. über dem Mund). Die Bewegungen sollen im Gesicht, am Nacken und auf der Kopfhaut kreisförmig und leicht ausgeführt werden, in jeder Position sollten vier bis fünf Kreise beschrieben werden.

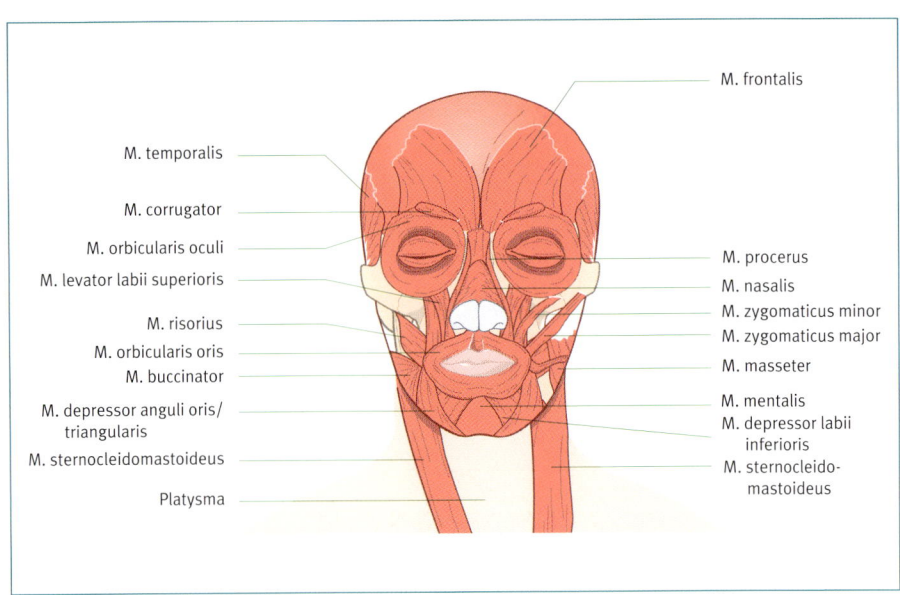

Die Friktion löst Spannung in der Gesichtsmuskulatur

Lymphdrainage

Das Lymphsystem ist eng mit dem kardiovaskulären System verknüpft. Die Lymphe ist eine klare, strohfarbene Flüssigkeit ähnlich dem Plasma, dem flüssigen Blutanteil. Lymphe ist anfangs Plasma, das durch die Arterien fließt und sauerstoffhaltiges Blut und Nährstoffe zu den Körperzellen trägt. Das Plasma dringt aus den winzigen Kapillargefäßen in die Zellzwischenräume ein und wird zu Gewebsflüssigkeit. Diese umspült die Zellen und versorgt sie mit Sauerstoff und Nährstoffen, die für deren Energie, Wachstum und Erneuerung sehr wichtig sind, zudem transportiert sie Bakterien und Abfallstoffe aus den Zellen ab. Ein Teil der Flüssigkeit wird von den Blutkapillaren wieder aufgenommen und wird wieder zu Plasma. Die überschüssige Flüssig-

keit jedoch, die Abfallmoleküle enthält, die zu groß sind, um in die Blutkapillaren einzudringen, wird in die Lymphkapillaren abgeleitet, die zusammen die Lymphgefäße bilden, die Flüssigkeit wird nun als Lymphe bezeichnet. Die Lymphe fließt in einem geschlossenen Netzwerk aus Gefäßen und bildet ein vom Blutkreislauf völlig unabhängiges System.

Das Lymphsystem hat kein eigenes Pumpsystem und ist daher auf die Bewegung der benachbarten Muskeln z.B. beim Atmen oder Gehen angewiesen, um richtig fließen zu können. Zieht sich der Muskel zusammen, presst er die Lymphe durch die Lymphgefäße, die mit Klappen ausgestattet sind, die einen Rückfluss verhindern. In Abständen befinden sich entlang der Lymph-

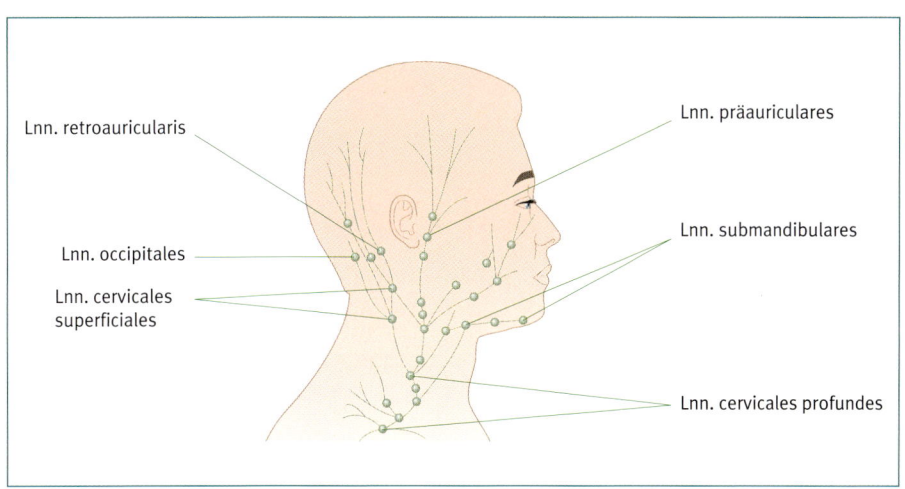

Lymphknoten am Kopf und am Nacken

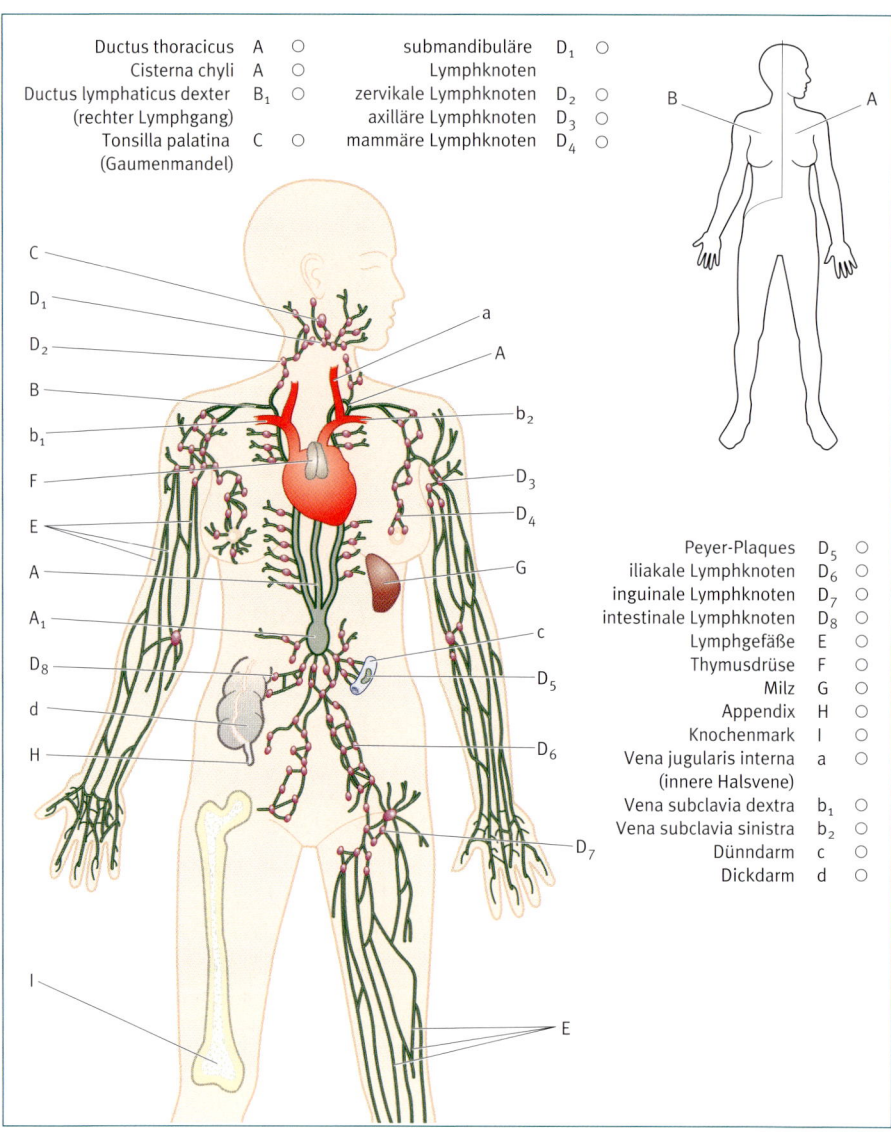

Ductus thoracicus	A	○	submandibuläre	D$_1$ ○
Cisterna chyli	A	○	Lymphknoten	
Ductus lymphaticus dexter	B$_1$	○	zervikale Lymphknoten	D$_2$ ○
(rechter Lymphgang)			axilläre Lymphknoten	D$_3$ ○
Tonsilla palatina	C	○	mammäre Lymphknoten	D$_4$ ○
(Gaumenmandel)				

Peyer-Plaques	D$_5$	○
iliakale Lymphknoten	D$_6$	○
inguinale Lymphknoten	D$_7$	○
intestinale Lymphknoten	D$_8$	○
Lymphgefäße	E	○
Thymusdrüse	F	○
Milz	G	○
Appendix	H	○
Knochenmark	I	○
Vena jugularis interna	a	○
(innere Halsvene)		
Vena subclavia dextra	b$_1$	○
Vena subclavia sinistra	b$_2$	○
Dünndarm	c	○
Dickdarm	d	○

Der Lymphkreislauf im Körper

Akupunkte des Ohrs mit den dazugehörigen inneren Organen und Körperteilen

1. Zehe
2. Finger
3. Knöchel
4. Handgelenk
5. Uterus
6. Knie
7. Becken
8. Gesäß
9. Gallenblase
10. Abdomen
11. Ellbogen
12. Harnblase
13. Niere
14. Pankreas
15. unterer Rücken
16. Dickdarm
17. Appendix
18. Dünndarm
19. Leber
20. Magen
21. Brust

22. Schulter
23. Ösophagus
24. Mund
25. Milz
26. Nacken
27. Schultergelenk
28. Trachea (Luftröhre)
29. Herz
30. Lunge
31. Punkt für die Gehirnfunktion
32. Klavikula (Schlüsselbein)
33. Nase
34. Hoden (Eierstöcke)
35. Stirn
36. Zunge
37. Auge
38. Innenohr
39. Tonsillen (Mandeln)

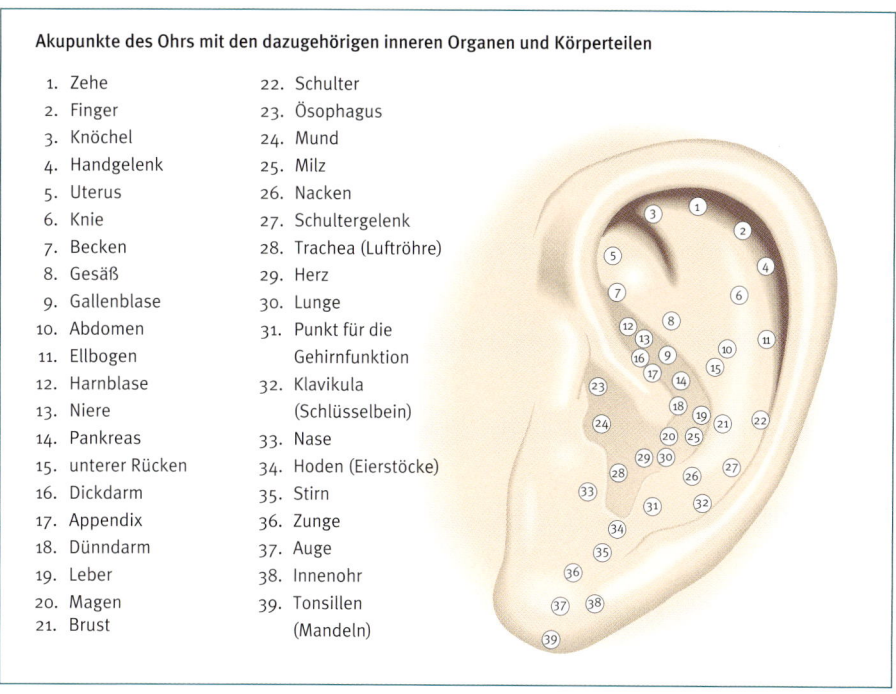

Akupunkte des Ohrs mit den dazugehörigen inneren Organen und Körperteilen

gefäße ovale oder bohnenförmige Organe, die so genannten Lymphknoten, die spezialisierte weiße Blutkörperchen enthalten, die Lymphozyten. Diese zerstören bestimmte Bakterien, Viren und weitere Krankheitserreger. Diese Knoten haben eine Filterfunktion für die Lymphe, sie reinigen diese, bevor sie schließlich über zwei Lymphgänge in den Blutstrom zurückfließt, die am Hals in die rechte und linke Schlüsselbeinvene *(Vena subclavia)* führen. Nachts, wenn sich das Lymphsystem verlangsamt, sammelt sich in den Geweben Flüssigkeit an. Daher kann

das Gesicht am Morgen anfangs etwas aufgequollen aussehen. Mangelnde körperliche Aktivität am Tag sowie schlechte Ernährung, Umweltverschmutzung und flache Atmung können die Lymphdrainage einschränken und den Lymphfluss verlangsamen. Ist das Lymphsystem überlastet, erkennt man dies am Hautzustand, am Auftreten von Pickeln, Mitessern und trockenen Flecken.

Eine Gesichtsmassage trägt dazu bei, die Blut- und Lymphdrainage anzukurbeln und sorgt dafür, dass die Gefäße von Abfallprodukten gereinigt werden, die noch nicht von selbst eliminiert wurden. Wichtige Lymphknoten befinden sich in den Achselhöhlen, den Leisten und in der Kniekehle, es gibt aber auch viele Lymphknoten im Bereich der Ohren und am Hals, und deren Stimulation wird Ihnen innerhalb kurzer Zeit Veränderungen Ihres Gesichts zeigen. Sie werden feststellen, dass Ihr Teint leuchtender wird und ihr Immunsystem besser funktioniert.

Da Lymphgefäße dicht unter der Haut liegen, haben bereits leichte Bewegungen großen Einfluss auf den Lymphfluss. Die Lymphdrainage wird immer nach unten Richtung Lymphknoten ausgeführt. In dieser Sequenz wird mit zwei oder drei Fingern jeder Hand leicht zu den Lymphknoten vor den Ohren gestrichen, anschließend wird seitlich an Gesicht und Hals nach unten gestrichen bis zu den Schlüsselbeinen. Diese Bewegungen kanalisieren die Lymphe aus der Kopf- und Halsregion zu den zwei Lymphkanälen, in denen die Flüssigkeit zurück ins Blut gelangt.

Ohrenmassage

1957 entwickelte Dr. Paul Nogier, ein französischer Arzt aus Lyon, eine Karte des äußeren Ohrs, die sich auf das Konzept eines auf dem Kopf stehenden Fetus stützte, wobei der Kopf dem Ohrläppchen entsprach. Die Stimulation des äußeren Ohrs an den Stellen, die Körperteilen entsprechen, soll auf diese Organe günstig wirken. Jedes Körperorgan oder jeder Körperbereich wurde abgebildet, sodass eine Vielfalt an Problemen behandelt werden kann. Daher ist es lohnend, sich die Zeit für eine gründliche Massage des äußeren Ohrs zu nehmen. Zu Ihrer Information haben wir ein Diagramm der Hauptpunkte beigefügt (siehe Seite 99).

Beginnen Sie an den Ohrläppchen und arbeiten Sie sich mit Daumen und Zeige- oder Mittelfinger die Ohren hinauf und hinunter. Für jede Bewegung dreimal nach oben und unten wandern.

Erdung

Nach dem vollständigen Behandlungsprogramm am Kopf ist es wichtig, die Energie und das Bewusstsein des Patienten wieder in die tieferen Körperregionen zu lenken, sonst fühlt er sich schwindlig und wie »entrückt«. Hinunterstreichen an Armen und Beinen und leichtes Halten der Füße holen den Patienten wieder auf den Boden.

Beratung nach der Behandlung

Siehe S. 85.

Massagesequenz

Nachfolgend der Vorschlag für eine Massagesequenz nach einer Ohrkerzenbehandlung, die Sie aber nach Ihren Wünschen abändern können. Vor Beginn der Massage überzeugen Sie sich davon, dass der Klient es bequem hat.

Vielleicht braucht er ein Kissen oder ein Kissenpolster unter die Knie, um den unteren Rücken zu stützen. Bei dieser Sequenz ist die Verwendung von Öl nicht erforderlich, aber möglich, falls Sie und der Patient das wünschen.

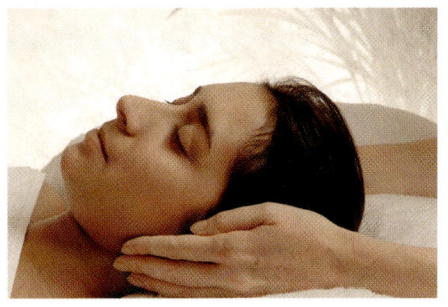

1 Die Hände ein paar Sekunden leicht über die Ohren des Patienten legen. Mit den Händen nach oben zum Kopf streichen und ihn dort einige Sekunden halten

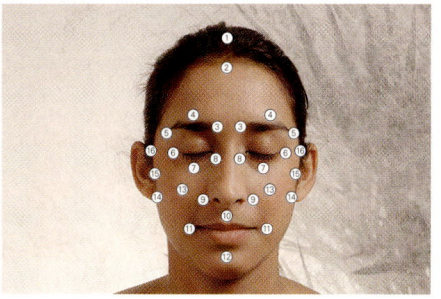

3 Akupressurpunkte: Auf alle angegebenen Punkte für jeweils 5 Sekunden vorsichtig drücken

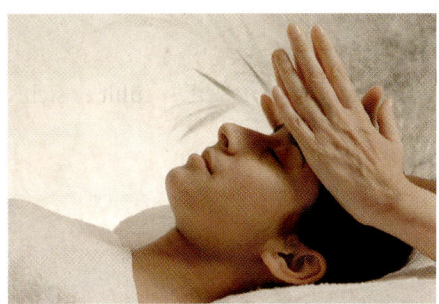

2 Effleurage (Streichmassage) von Gesicht und Hals, beginnend auf der Stirn

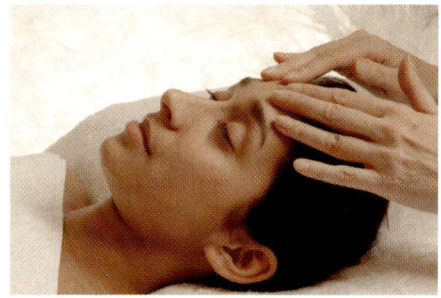

4 Friktion: Auf der Stirn, den Schläfen und Wangen mit drei Fingern jeder Hand

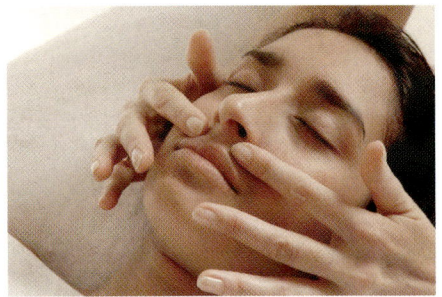

5 Friktion: Mit einem Finger jeder Hand über dem Mund

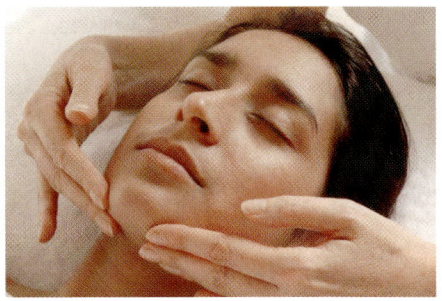

8 Friktion: Unter dem Kiefer mit drei Fingern jeder Hand

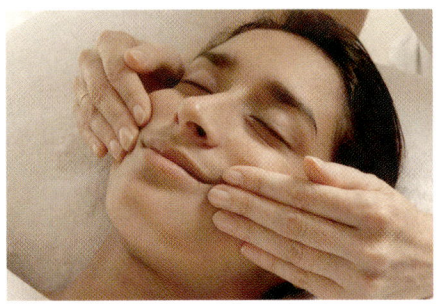

6 Friktion: Mit drei Fingern jeder Hand von den Mundwinkeln nach außen und dann am Kiefer entlang

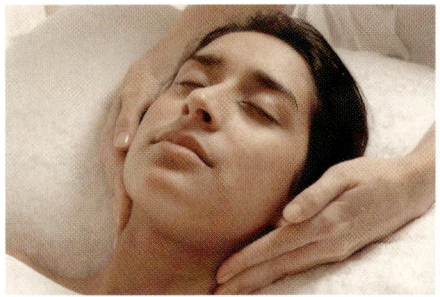

9 Friktion: Die Halsseiten mit drei Fingern jeder Hand

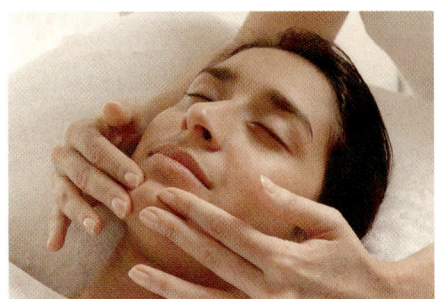

7 Friktion: Mit drei Fingern einer Hand oder zwei Fingern jeder Hand am Kinn

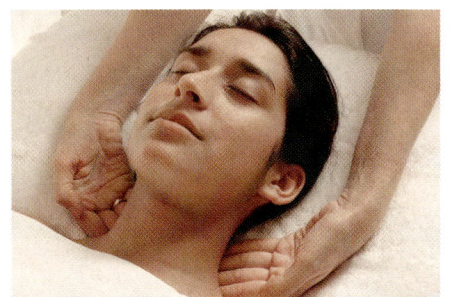

10 Friktion: Die Hände hinten unter den Hals schieben und beidseits der Wirbelsäule die Friktion ausführen

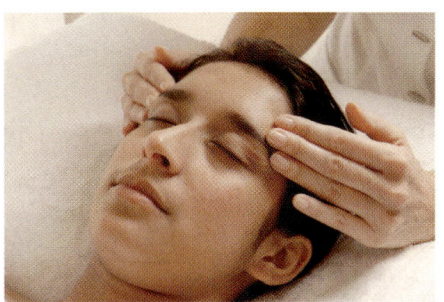

11 Lymphdrainage von der Mitte der Stirn dreimal seitlich am Hals hinunter

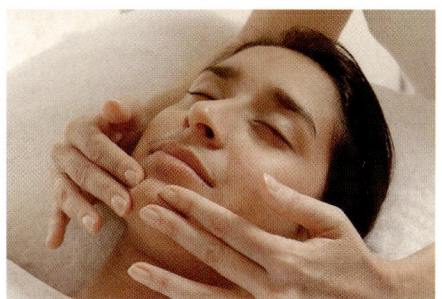

14 Lymphdrainage dreimal am Kiefer entlang und dann seitlich am Hals hinunter

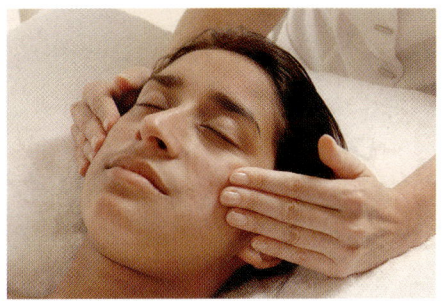

12 Lymphdrainage dreimal entlang der Wangenknochen und dann seitlich den Hals hinunter

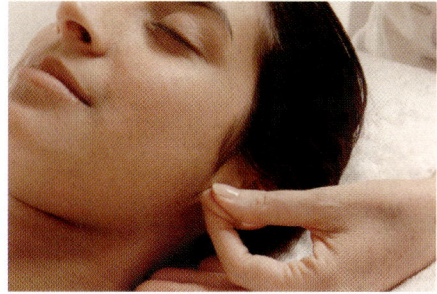

15 Die Ohren zusammendrücken, beginnend an den Ohrläppchen. Dreimal am Ohrrand hinauf und hinunter

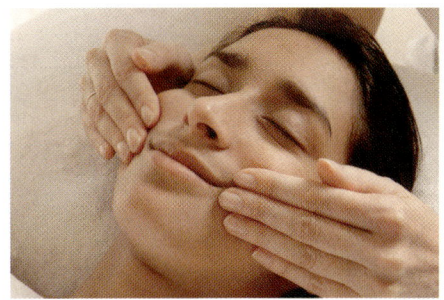

13 Lymphdrainage dreimal vom Mundwinkel seitlich am Hals hinunter

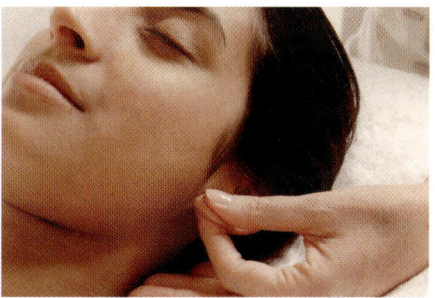

16 Friktion der Ohren, bei den Ohrläppchen beginnend nach oben. Dreimal nach oben und unten

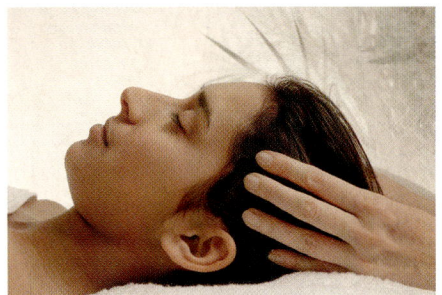

17 Friktion der Kopfhaut: Zuerst hinter den Ohrläppchen, dann oben über die Kopfhaut

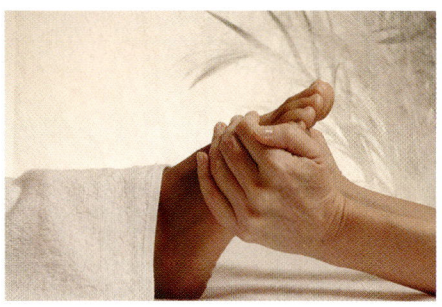

19 Erdung: Dreimal mit den Händen die Arme und Beine des Patienten hinunterstreichen. Einige Sekunden seine Füße halten

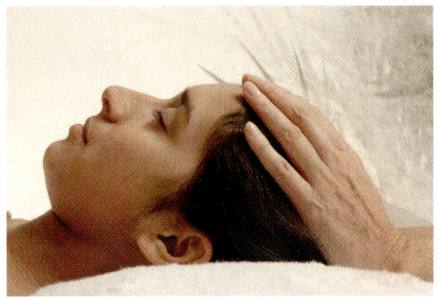

18 Kopfhalten: Die Hände einige Sekunden über die Ohren des Patienten legen und halten. Die Hände einige Sekunden auf den Scheitel des Patienten legen und halten

Nach der Behandlung:

▌ Den Klienten einige Minuten entspannen lassen.

▌ Den Klienten bitten, die Beine anzuziehen, sich aufzusetzen und die Beine seitlich über die Couch hängen zu lassen.

▌ Die Schultern des Klienten zusammendrücken und vorsichtig den Rücken reiben.

▌ Dem Klienten ein Glas Wasser zu trinken geben.

▌ Die Wirkungen der Behandlung bewerten und beurteilen, ob weitere Behandlungen erforderlich sind.

▌ Den Klienten nach der Behandlung beraten (siehe S.85).

HÄUFIGE FRAGEN

Kann sich durch eine Massage Krebs im Körper verteilen?

Über Massage und Krebs sind etliche Fehlinformationen in Umlauf. Viele Schulungsorganisationen können wegen des potenziellen Risikos von Metastasen Massage für Krebspatienten nur im Endstadium empfehlen. Es gibt jedoch keine wissenschaftlichen Nachweise, dass dies tatsächlich geschehen könnte, stattdessen aber viele Nachweise über die günstigen Wirkungen der Massage. Wir empfehlen, jeder Therapeut, der mit Krebspatienten arbeiten möchte, sollte eine besondere Schulung in diesem Fach absolvieren und den Patienten niemals ohne Zustimmung dessen Arztes behandeln. Die Adressen von Organisationen, die Fortbildungen für Therapeuten anbieten, die mit Krebspatienten arbeiten möchten, sind unter »Nützliche Adressen« zu finden.

Was soll ich tun, wenn mein Patient keine Gesichtsmassage haben möchte?

Es ist wichtig, dass der Patient nach der Ohrkerzenbehandlung noch ruht. Eine Massage kann die Entspannungswirkung noch steigern. Alternativen zur Gesichtsmassage sind eine Hand- oder Fußmassage oder eine kurze Reflexonenbehandlung. Ist die nicht geeignet, kann der Patient einfach auf der Behandlungscouch entspannen und leise Musik hören. Aus Sicherheitsgründen sollte der Patient dabei nicht alleine gelassen werden.

Was soll die Behandlung kosten?

Die Behandlungskosten schwanken je nach Behandlungsregion. Durchschnittlich kostet eine 45-minütige Sitzung einschließlich Massage 50 €.

105

Anatomie und Physiologie

Die Anatomie ist die Wissenschaft von der Struktur und dem Aufbau des Körpers, die Physiologie hingegen befasst sich mit den Körperfunktionen. Für alle Therapeuten, die im Bereich der Körperarbeit tätig sind, sind gründliche Kenntnisse der Anatomie und Physiologie sehr wichtig. Sie sollten die Struktur und die Funktionen jedes Körperbereichs, mit dem sie arbeiten, umfassend kennen. In diesem Kapitel untersuchen wir die Anatomie und Physiologie des Ohres und der benachbarten Strukturen, beginnend bei den Schädelknochen.

Der Kopf

Der Schädel ist der komplexeste Teil des menschlichen Skeletts. Er besteht aus zwei Anteilen, dem Gesichtsschädel und dem Hirnschädel. 22 Knochen bilden den Schädel, davon sind 21 durch unbewegliche Gelenke, so genannte »Suturen« (das lateinische Wort für »Naht«) verbunden. Das einzige bewegliche Gelenk ist das scharnierähnliche Temporomandibulargelenk (TMJ) oder Kiefergelenk. Es verbindet das Schläfenbein (Os temporale), Sitz des Ohres und des Gehöres, mit dem Unterkieferknochen (Mandibula).

Die Schädelknochen werden in zwei Gruppen eingeteilt. Acht Knochen bilden das kuppelförmige Schädeldach, das das Gehirn und die Hörorgane schützt, während 14 Gesichtsknochen als Ansatz für die mimischen Muskeln dienen. Augenhöhlen (Orbitae) und Nasenhöhlen werden sowohl von den Schädel- als auch von den Gesichtsknochen gebildet.

Die Schädelknochen

- Ein Stirnbein (Os frontale) bildet die Stirn, die Augenhöhlen und einen Teil der Nase.

- Ein Hinterhauptbein (Os occipitale) bildet den hinteren Teil des Schädels und hat eine große Öffnung, das »Foramen magnum«. Durch diese

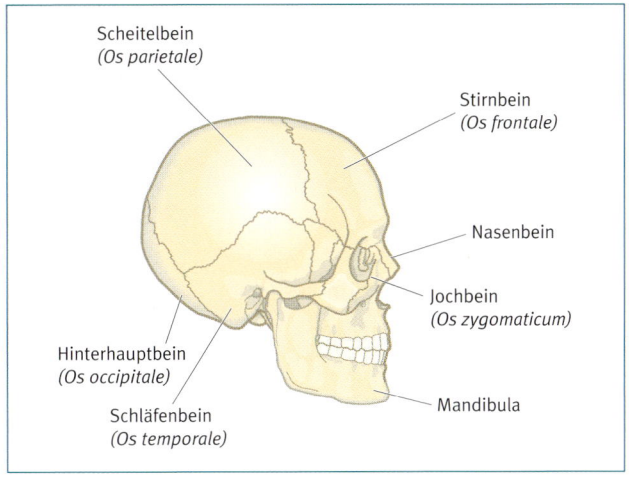

Scheitelbein
(Os parietale)

Stirnbein
(Os frontale)

Nasenbein

Jochbein
(Os zygomaticum)

Hinterhauptbein
(Os occipitale)

Schläfenbein
(Os temporale)

Mandibula

Die Schädelknochen

Öffnung führt das Rückenmark ins Gehirn.

▪ Zwei Scheitelbeine (Ossa parietalia) bilden die Seiten und das Schädeldach.

▪ Zwei Schläfenbeine (Ossa temporalia) befinden sich seitlich am Kopf. Es sind die härtesten Knochen im Körper mit Öffnungen für das Mittel- und Innenohr.

▪ Ein schmetterlingsförmiges Keilbein (Os sphenoidale) ist Teil der Schädelbasis, der sich beidseits mit einem Flügel in die Schläfen fortsetzt. In einer kleinen Vertiefung in der Mittel des Keilbeins befindet sich die Hirnanhangdrüse (Hypophyse), die alle wichtigen Körperfunktionen steuert.

▪ Das kompliziert aufgebaute Siebbein (Os ethmoidale) besteht aus mehreren Anteilen, die die Basis der Nasenhöhlen bilden. Ein Anteil ist die »cribriforme Platte« (Lamina cribrosa) mit winzigen Öffnungen, durch die die Nerven der Geruchsrezeptoren (für den Geruchssinn) in der Nase zum Gehirn führen. Das Siebbein ist ein schwammartiger Knochen mit mehreren luftgefüllten Nebenhöhlen. Daher kommt auch sein Name, der sich vom griechischen Wort »ethmos« »Sieb« ableitet.

Die Gesichtsknochen

▪ Die Mandibula, allgemein bekannt als Unterkieferknochen. Sie ist der größte und kräftigste Gesichtsknochen und der einzige, der im scharnierähnlichen Kiefergelenk (TMJ) eine Bewegung ausführt. Eine Funktion dieses Gelenks ist sein Beitrag beim Ausstoß von Ohrenschmalz, um zu verhindern, dass dieses sich im äußeren Gehörgang verfestigt.

▪ Zwei Maxillae bilden den Oberkiefer und den vorderen Teil des harten Gaumens, Teile der Nasenseitenwand und den Boden der Augenhöhlen (Orbitae).

▪ Zwei Gaumenbeine (Ossa palatinae) bilden den hinteren Teil des harten Gaumens, einen Teil der Nasenseitenwände und einen Teil des Orbitabodens.

▪ Zwei kleine Nasenknochen bilden den Nasenrücken – die übrige Nase besteht aus Knorpel.

▪ Zwei Jochbeine (Ossa zygomaticae) bilden die Wangen und die Seiten der Augenhöhlen.

▪ Zwei kleine Tränenbeine (Ossa lacrimalia) in Form und Größe eines kleinen Fingernagels befinden sich an der Innenwand der Augenhöhlen. Eine Vertiefung zwischen den Tränenbeinen und der Nase bildet einen Kanal, durch den die Tränen durch den Augapfel in die Nasenhöhle fließen, was beim Weinen die »laufende Nase« verursacht.

▪ Die beiden unteren Nasenmuscheln (Conchae), Knochen in Schneckenform, bilden eine geschwungene Leiste an den Innenwänden der

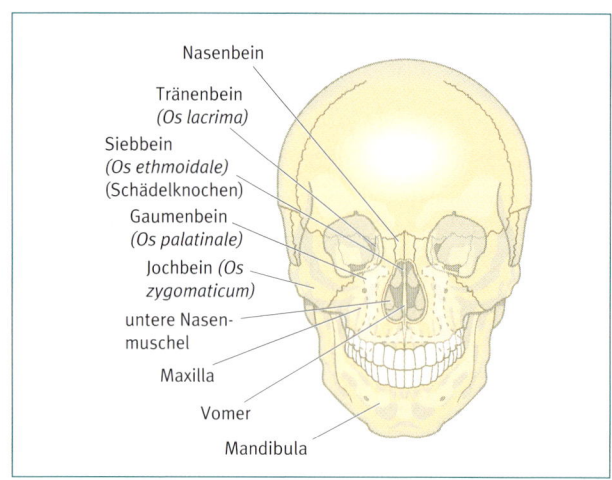

Nasenbein

Tränenbein
(Os lacrima)

Siebbein
(Os ethmoidale)
(Schädelknochen)

Gaumenbein
(Os palatinale)

Jochbein (Os
zygomaticum)

untere Nasen-
muschel

Maxilla

Vomer

Mandibula

Die Gesichtsknochen

Nasenhöhle. Sie reinigen, erwärmen und befeuchten die einströmende Atemluft, bevor diese in die Lungen gelangt.

▪ Das Pflugscharbein (Vomer) verbindet sich mit dem Siebbein zur Nasenscheidewand zwischen den beiden Nasenlöchern.

Die Ohren und das Gehör – das auditorische System

Die Ohren befinden sich im Schläfenbein, sie sind die Hör- und Gleichgewichtsorgane. Unsere Ohren helfen uns dabei, unsere Umwelt wahrzunehmen und zu verstehen, mit ihr zu kommunizieren und uns auszudrücken. Das menschliche Ohr ist bei der Geburt fertig ausgebildet und reagiert auf sehr leise und sehr laute Geräusche. Babys können sogar im Uterus bereits auf Geräusche reagieren. Geräusche können süße Erinnerungen wachrufen, einen aufgewühlten Geist beruhigen oder die Freisetzung leistungsstarker Hormone auslösen, die den Körper auf Kampf oder Flucht vorbereiten. Blinde Menschen erkennen ihre Umgebung, indem sie mit dem Stock aufschlagen und sorgfältig auf das Echo lauschen. Geräusche beginnen mit einer Bewegung, das kann eine Stimme sein, eine Maschine oder ein Vogel, der sein Gefieder schüttelt. Dadurch geraten die umgebenden Luftmoleküle in Schwingung, diese setzt sich wiederum auf die benachbarten Moleküle fort, und die Schallwellen erreichen schließlich unser Ohr, wo sie in den Gehörgang geleitet werden. Die Schallwellen stoßen und erschüttern das Trommelfell, wodurch drei Knöchelchen im Mittelohr in Bewegung geraten. Diese Bewegung presst Flüssigkeit im Innenohr gegen Membranen, die gegen kleine Härchen streichen. Die Härchen veranlassen benachbarte Nervenzellen dazu, die Botschaft des Gehörten an das Gehirn weiterzuleiten. Dieser Prozess wird als Schallübertragung bezeichnet. Die Schallgeschwindigkeit beträgt 330 Meter pro Sekunde. Sie ist sehr viel langsamer als die Lichtgeschwindigkeit mit 300 000 Kilometer pro Sekunde. Daher sehen wir bei einem Gewitter den Blitz, bevor wir den Donner hören.

Bestimmte Geräusche wie unsere eigene Stimme oder das Kauen von knusprigen Speisen erreichen das Innenohr teilweise über die Schädelknochen. Dieser Prozess wird als knöcherne Schallleitung bezeichnet. Schallwellen bewegen sich durch Wasser schneller als durch die Luft. Fische und Meeressäuger sind an deren Wahrnehmung speziell angepasst. Wale senden eine Vielfalt an Geräuschen aus, mit denen sie sich unter Wasser verständigen und orientieren.

Das Ohr hat drei unterschiedliche Anteile: das äußere Ohr, das Mittelohr und das Innenohr.

Das äußere Ohr

Das äußere Ohr wird aus der Ohrmuschel, einer geschwungenen Gewebeklappe seitlich am Kopf und dem äußeren Gehörgang *(Meatus auditorius externus)* gebildet, der etwa 2,5 cm lang ist. Die Ohrmuschel wirkt wie ein Schalltrichter, der Geräusche durch den Gehörgang zum Trommelfell leitet.

Das äußere Ohr besteht aus Knorpel und Weichteilen, sodass es seine Form hält, aber biegbar ist. Jede Windung und jeder Hohlraum hat einen eigenen Namen.

Der äußere Anteil des Gehörgangs besteht aus Knorpel, der mit Haut überzogen ist, während der innere Anteil des Gehörgangs nahe dem Trommelfell knochig wird und straff mit Haut überzogen ist. Der äußere Anteil des Gehörgangs weist zahlreiche Härchen und rund 4000 Drüsen auf, die Ohrenschmalz (Cerumen) produzieren. Diese Härchen fangen Staub und andere mögliche Reizstoffe auf, während das Ohrenschmalz die verletzliche, weiche Haut schützt, die den Gehörgang auskleidet und Fettsäuren enthält, die das Wachstum bestimmter Bakterien verlangsamen. Das Ohrenschmalz schmiert das Trommelfell und hält es geschmeidig, sein bitterer Geschmack und Geruch hält zudem Insekten fern.

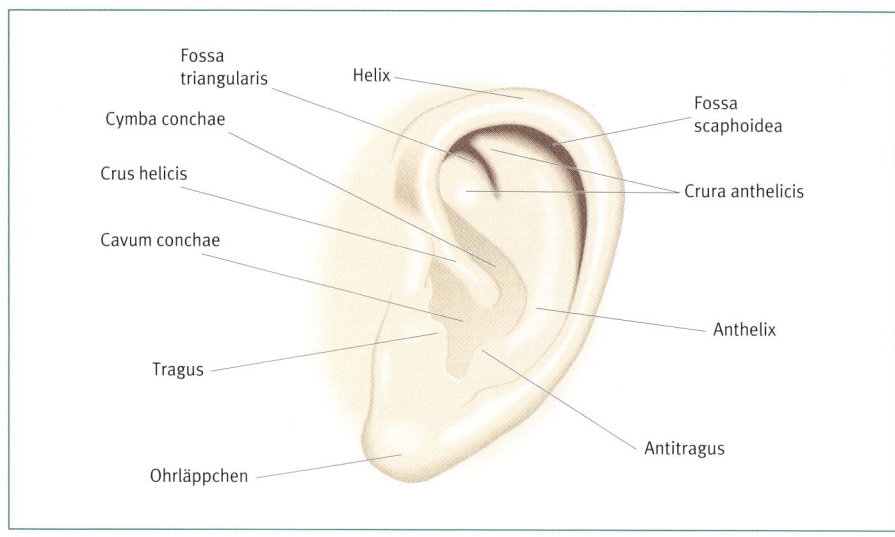

Fossa triangularis
Helix
Fossa scaphoidea
Cymba conchae
Crus helicis
Crura anthelicis
Cavum conchae
Anthelix
Tragus
Antitragus
Ohrläppchen

Die Ohrmuschel

Das Trommelfell *(Membrana tympani)* ist eine straff gespannte Membran mit einem Durchmesser von knapp 12 mm. Es besteht aus drei Gewebeschichten: einer Außenschicht unbehaarter Haut, einer Mittelschicht aus Fasergewebe und einer inneren Schleimhautmembran. Geräusche, die von außen auf das Trommelfell treffen, lassen es schwingen wie ein Stick, der auf eine Trommel schlägt. Selbst schwächste Schwingungen von einem Flüstern können es leicht nach innen drücken. Bei einer Ohrkerzenbehandlung gerät das Trommelfell durch die Geräusche der verdampfenden Inhaltsstoffe zusammen mit den Druckwellen dieser nach unten sinkenden Dämpfe in Schwingung.

Das Mittelohr

Das Mittelohr ist ein höhlenförmiger Raum von etwa 1,3 cm Durchmesser, der mit Luft gefüllt ist. Diese Höhle ist mit der Nase und dem Rachen (Nasopharynx) durch die Eustachio-Röhre verbunden, die auch als Tuba auditiva bezeichnet wird. Diese nach dem italienischen Anatom Bartolomeo Eustachio (1520–1574) benannte Röhre ist etwa 36 mm lang bei einem Durchmesser von 3–6 mm. Normalerweise ist sie geschlossen, öffnet sich aber beim Schlucken für 0,1 bis 0,2 Sekunden, damit sich die Luft zwischen dem Nasopharynx und dem Mittelohr bewegen kann (so wird der Druck über das Trommelfell, die Membrana tympanica ausgeglichen). Druckveränderungen außerhalb des Körpers, wie sie beim Fliegen im Flugzeug oder beim Tauchen entstehen, veranlassen das Trommelfell, sich in Richtung des niedrigeren Drucks hin zu wölben, was schmerzhaft sein kann. Schlucken, Gähnen oder Saugen tragen dazu bei, den Druck zwischen dem Mittelohr und der äußeren Umgebung auszugleichen. Bei diesen Bewegungen öffnet sich die Eustachio-Röhre und Luft dringt ins Mittelohr ein. Man hört normalerweise ein Ploppgeräusch, wenn sich die Eustachio-Röhre öffnet und das Trommelfell wieder seine ursprüngliche Position einnimmt. Bei Kindern ist die Eustachio-Röhre wegen der Struktur von Gesicht und Schädel kürzer und gerader, daher können sich Infektionen schneller zwischen Mittelohr, Nase und Rachen ausbreiten.

Das Mittelohr ist auch mit den lufthaltigen Zellen im Processus mastoideus verbunden, einem Vorsprung des Schläfenbeins, der hinter dem Ohr zu ertasten ist. Dieser Kanal heißt Antrum, und bei schweren Infektionen des Mittelohrs kann eine Mastoidektomie (Entfernung des Processus mastoideus) notwendig werden, wenn sich diese Region infiziert. Glücklicherweise ist eine Mastoiditis (Entzündung des Proc. mastoideus) heutzutage wegen der modernen Behandlungsmöglichkeiten sehr selten.

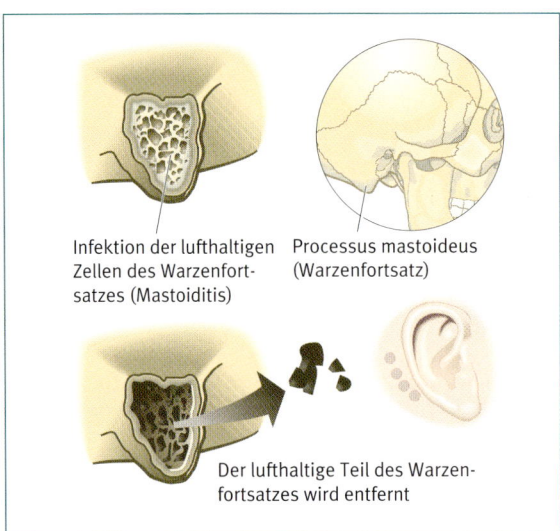

Infektion der lufthaltigen Zellen des Warzenfort-satzes (Mastoiditis)

Processus mastoideus (Warzenfortsatz)

Der lufthaltige Teil des Warzen-fortsatzes wird entfernt

Infektion der lufthaltigen Zellen des Warzenfortsatzes – Mastoiditis

Drei Knöchelchen im Mittelohr sind durch Scharniere verbunden, sie leiten den Schall vom Trommelfell ins Innen-ohr. Diese Gehörknöchelchen heißen Malleus, Incus und Stapes. Bekannt sind auch die Bezeichnungen Hammer, Amboss und Steigbügel, da sie diesen Gegenständen ähneln.

Der Hammer ist mit der Innenseite des Trommelfells verbunden, der Amboss erstreckt sich zwischen Hammer und Steigbügel, und der Steigbügel liegt unten am ovalen Fenster an (einer Membran, die Mittel- und Innenohr voneinander trennt). Wenn Schall ins Ohr eindringt und das Trommelfell in Schwingung versetzt, werden diese Schwingungen vom Trommelfell an die Gehörknöchelchen weitergeleitet. Der

Steigbügel drückt wie ein kleiner Kol-ben gegen das ovale Fenster und trägt die Schallwellen weiter.

Das Innenohr

Das Innenohr ist ein Hohlraum am Übergang vom Mastoid zum Schläfen-bein und enthält ein Gewirr von Bogen-gängen, die mit Flüssigkeit gefüllt sind. Die Flüssigkeit in diesem knöchernen Labyrinth wird als Perilymphe be-zeichnet. In dem knöchernen Layrinth befindet sich eine zweite Reihe emp-findlicher zellulärer Röhrensysteme, die die Bogengänge bilden (ein Bo-gengang in einem Bogengang!) und als das häutige Labyrinth bezeichnet werden. Dieses enthält eine Flüssigkeit, die Endolymphe. Das Innenohr besitzt

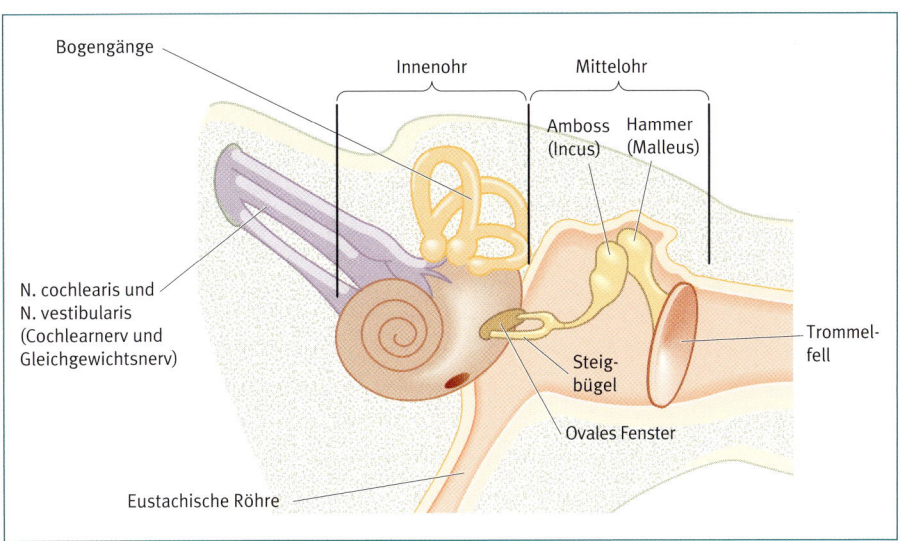

Die Strukturen von Mittelohr und Innenohr

zwei mit Haut überzogene Öffnungen zum luftgefüllten Mittelohr hin – das ovale und das runde Fenster. Das ovale Fenster befindet sich direkt hinter dem dritten Gehörknöchelchen, dem Steigbügel und gerät in Schwingung, wenn es vom Steigbügel angeschlagen wird. Dadurch beginnt die Flüssigkeit im Innenohr hin- und herzufließen. Das runde Fenster dient als Druckventil, es wölbt sich nach außen, wenn der Flüssigkeitsdruck im Innenohr zunimmt.

Die Struktur, die die Sinneszellen enthält, die später den Hörnerv bilden, ist die schneckenförmige Cochlea im knöchernen Labyrinth. Dieser spiralförmige Gang ist etwa 3,5 cm lang und rollt sich 2,7-mal ein. Er enthält zwei mit Flüssigkeit gefüllte Kammern, die ineinander liegen. Die äußere Kammer beginnt am ovalen Fenster, setzt sich fort bis zur Spitze der Cochlea, macht dort kehrt und endet am runden Fenster.

Schallwellen bewirken, dass die Steigbügel mit ihrer Unterseite am ovalen Fenster hin- und herschwanken. Dadurch wird die Perilymphe in der äußeren Kammer geschüttelt. Hier erfolgt die Übertragung der Schallwellen eher über die Flüssigkeit als über die Luft. Anschließend werden die Schallwellen auf die Endolymphe in der inneren Kammer der Cochlea übertragen, die eine kleine Struktur enthält, das Corti-Organ, in dem die Nervenzellen

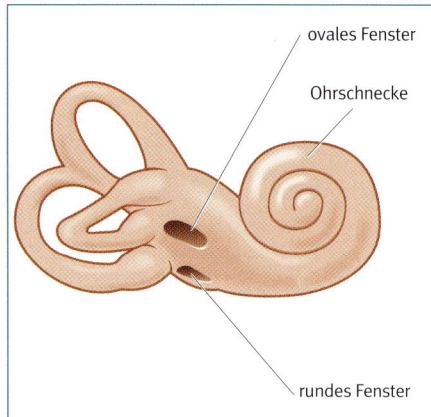

ovales Fenster

Ohrschnecke

rundes Fenster

Die Ohrschnecke (Cochlea)

für das Gehör lokalisiert sind. Dieses empfindliche Element im Innenohr enthält rund 30 000 Nervenzellen und man kann es sich wie das Mikrofon des Körpers vorstellen. Die Nervenzellen heißen Haarzellen, da sie mit winzigen, haarähnlichen Strukturen ausgestattet sind, den Flimmerhärchen, die sich in die Cochleaflüssigkeit ausstrecken. Die Haarzellen sind mit dem Nervus cochlearis verbunden, einem Ast des *N. vestibulocochlearis* oder Hörnervs (VIII. Hirnnerv), der von der Cochlea ins Gehirn führt. Hier sind also zwei Nerven miteinander verbunden, der Cochlearnerv für das Hören und der vestibuläre Nerv für das Gleichgewicht.

Wenn Schallwellen in die Cochlea eindringen, bewegen sich die Flimmerhärchen (Zilien) und veranlassen die Haarzellen, einen elektrischen Impuls

im Nervus cochlearis auszulösen. Unterschiedliche Schallfrequenzen werden von verschiedenen Haarzellen aufgenommen, je nachdem, wo sie in dem Spiralgang lokalisiert sind. Der Nervus cochlearis schickt elektrische Impulse ins Gehirn, das diese als Geräusche erkennt – als sprechende Menschen oder singende Vögel. Die Impulse kommen in einer Relaisstation im Mittelhirn an, dem Nucleus cochlearis, von hier teilen sich die Nervenfasern von jedem Ohr in zwei Leitungsbahnen. Eine Bahn führt direkt hinauf in den Cortex auditivus in der einen Gehirnhälfte (Hemisphäre). Die andere Bahn kreuzt und führt in den Cortex auditivus der anderen Gehirnhälfte (Hemisphäre). So erhält jede Hemisphäre des Gehirns Informationen von beiden Ohren.

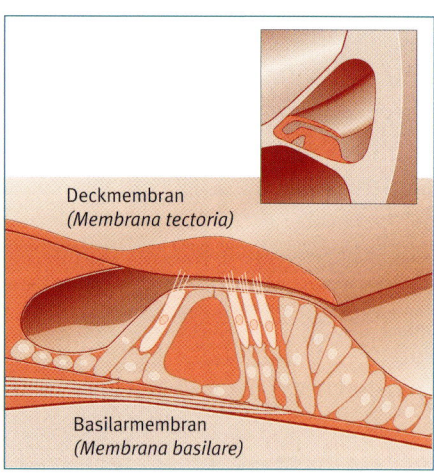

Deckmembran
(Membrana tectoria)

Basilarmembran
(Membrana basilare)

Corti-Organ – das Körpermikrofon

Ohren und Gleichgewicht – das Vestibularsystem (Gleichgewichtsorgan)

Zuständig für das Gleichgewicht ist das Vestibularsystem im knöchernen Labyrinth, bestehend aus drei Bogengängen und zwei winzigen, sackähnlichen Strukturen, dem Utrikulus und dem Sakkulus.

Während die Bogengänge Informationen über Bewegungen des Kopfes liefern, schicken die sensorischen Haarzellen von Utrikulus und Sakkulus Informationen über die Position des Kopfes in Ruhestellung ans Gehirn. Die Funktionsfähigkeit des Gleichgewichtsorgans hängt von vielen Systemen wie dem Gehör und dem Sehen sowie von Informationen der Muskeln ab.

Die drei Bogengänge sind für das dynamische Gleichgewicht zuständig, d. h. für die Körperposition (vor allem die Kopfposition) als Reaktion auf plötzliche Bewegungen. Sie befinden sich rechtwinklig zueinander und jeder Bogengang hat seinen eigenen Zuständigkeitsbereich: Bewegungen nach oben und unten (Vertikalbewegungen), von einer zur anderen Seite (Lateralbewegungen) und Neigungen zur Seite. Alle enthalten sensorische Haarzellen, die durch eine Bewegung der Innenohrflüssigkeit aktiviert werden. Wenn Körper und Kopf in Bewegung sind, senden die Haarzellen in den Bogengängen über den vestibulären Anteil des Hörnervs (VIII. Hirnnerv) Nervenimpulse ans Gehirn. Diese Nervenimpulse werden im Hirnstamm und im Kleinhirn (Cerebellum) verarbeitet. So erhält das Gehirn Informationen über die Lage des Kopfes im Raum und trägt dazu bei, das Gleichgewicht zu halten. Ein plötzlicher Verlust des Gleichgewichts beispielsweise versetzt die Flüssigkeit in den Bogengängen in Bewegung, wodurch reflektorische Arm- oder Beinbewegungen ausgelöst werden, um das Gleichgewicht wiederherzustellen.

Zwischen der Cochlea und den Bogengängen existiert eine Verbindung, der Vorhof mit Utrikulus und Sakkulus, der für das statische Gleichgewicht zuständig ist. Utrikulus und Sakkulus liefern die sensorischen Informationen über

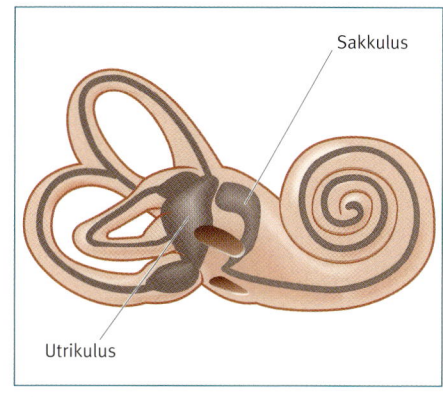

Die Bogengänge

die Ausrichtung des Kopfes im Verhältnis zum Boden (Schwerkraft) und sind von wesentlicher Bedeutung für unsere Haltung im Sitzen oder Stehen. Sie enthalten die gleiche Flüssigkeit wie Cochlea und Bogengänge und sind mit speziellen Haarzellen ausgestattet, den Stereozilien. Diese stehen mit dem Gehirn über den vestibulären Anteil des Hörnervs in Verbindung. Bewegt man den Kopf, geraten auch die Stereozilien in Bewegung und lösen einen elektrischen Impuls im vestibulären Nerv (*N. vestibularis*) aus, der die Information ans Kleinhirn weiterleitet.

Das Kleinhirn sendet Botschaften an das motorische Zentrum im Großhirn, das wiederum die entsprechenden Informationen an die Skelettmuskulatur weitergibt, die die Haltung steuert.

Da Ohren, Nase und Rachen eng miteinander verbunden sind, kann sich eine Infektion sehr leicht von einem zum anderen Bereich ausbreiten. Daher wollen wir uns diese Strukturen kurz anschauen.

Die Nase

Über die Nase tritt die Luft in den Körper ein und wird dort erwärmt und befeuchtet. Die Nase ist mit winzigen Härchen ausgekleidet, den Zilien, die

Staubpartikel aus der Luft filtern, während die Schleimhaut Bakterien und Partikel abfängt, die von den Zilien nicht zurückgehalten wurden. Alle

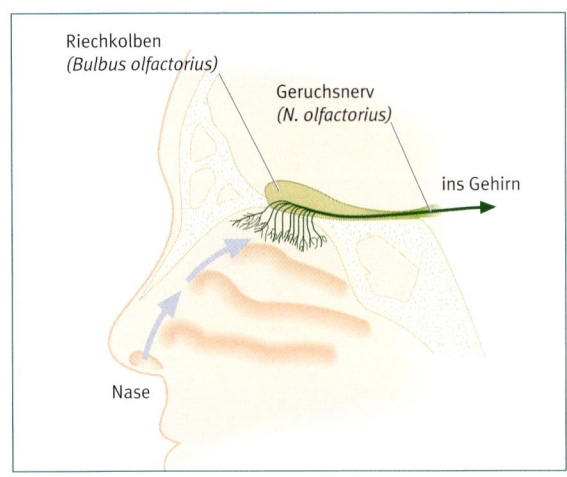

Riechkolben
(*Bulbus olfactorius*)

Geruchsnerv
(*N. olfactorius*)

ins Gehirn

Nase

Die innere Nasenstruktur

20 Minuten wird eine neue Schleimhautschicht produziert, während die Zilien den alten Schleim in den Rachen zurücktreiben, wo er hinuntergeschluckt wird. Die Magensäure tötet die Bakterien ab, sodass sie keinen Schaden anrichten können.

Die weitere wichtige Aufgabe der Nase ist das Erkennen von Gerüchen. Diese Aufgabe wird von den Nervenendigungen im Nasendach erfüllt. Geruchsmoleküle treiben in die Nasenhöhle zurück und werden dort von einigen der zehn Millionen Rezeptorzellen aufgenommen, die entsprechende Impulse in das Geruchszentrum im Gehirn senden. Die Nervenendigungen in der Nase sind insofern einmalig, als sie etwa alle 30 Tage erneuert werden im Gegensatz zu anderen Nerven, die nach einer Schädigung nicht ersetzt werden.

Die Nebenhöhlen

In die Nasenpassage öffnen sich die Nasennebenhöhlen, sie sind Hohlräume oder Lufttaschen im Inneren des Schädels.

▪ Die beiden Kieferhöhlen (Sinus maxillaris) befinden sich auf Höhe der Wangen. Diese beiden Nebenhöhlen sind bereits bei der Geburt vorhanden und wachsen entsprechend der Knochenentwicklung weiter.

▪ Die Siebbeinhöhlen (Sinus ethmoidalis) befinden sich im Bereich des Nasenrückens hinter und zwischen den Augen. Auch sie sind bei der Geburt bereits vorhanden.

▪ Hinter der Stirn liegen die beiden Stirnhöhlen (Sinus frontalis), die sich erst im Alter von etwa sieben Jahren entwickeln.

▪ Die Keilbeinhöhlen (Sinus sphenoidalis) befinden sich tief im Gesicht hinter der Nase und entwickeln sich erst beim Heranwachsenden.

Die Nebenhöhlen sind Resonanzkörper für die Stimme, sie erwärmen und befeuchten jedoch auch die Atemluft und tragen dazu bei, das Gewicht des Schädels zu verringern. Sie sind wie die Nase mit sehr zarten Flimmerhärchen ausgekleidet, deren Aufgabe es ist, den Schleim, der normalerweise von den Nebenhöhlen produziert wird, in die Richtung einer winzigen Öffnung (Ostium) zu treiben, die für den Abfluss aus der Nebenhöhle in die Nase sorgt.

Sinusitis

Zu einer Sinusitis kommt es, wenn sich die Nasennebenhöhlen akut oder chronisch entzünden. Eine akute Sinusitis kann bei einer bakteriellen oder Virusinfektion oder einer allergisch bedingten Entzündung auftreten und zwischen einem Tag und drei Wochen andauern. Auch eine Entzündung der Nasenpassage aufgrund einer Infektion der oberen Atemwege kann eine Sinu-sitis verursachen, da die Sekrete nicht mehr frei abfließen können. Tritt eine Sinusitis häufig auf, d. h. öfter als vier

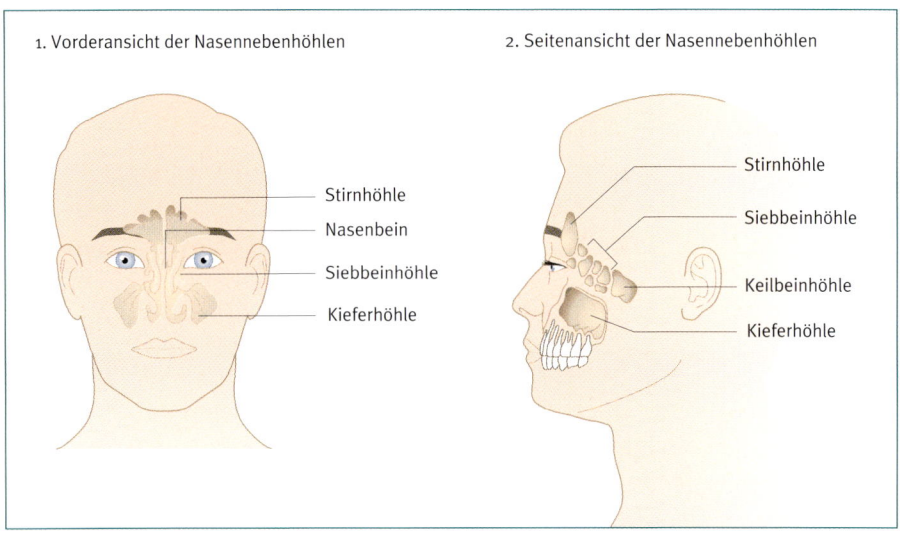

1. Vorderansicht der Nasennebenhöhlen

Stirnhöhle
Nasenbein
Siebbeinhöhle
Kieferhöhle

2. Seitenansicht der Nasennebenhöhlen

Stirnhöhle
Siebbeinhöhle
Keilbeinhöhle
Kieferhöhle

Vorder- und Seitenansicht der Nasennebenhöhlen

Der Bericht des Therapeuten Lesley zeigt die positiven Wirkungen einer Ohrkerzenbehandlung bei Nebenhöhlenproblemen:

»Die 73-jährige Maureen hatte immer wieder tageweise Probleme mit ihren Nebenhöhlen – verbunden mit Druckempfindlichkeit der Wangen, Schmerzen um die Augen, Kopfschmerzen und Kongestion, vor allem auf der linken Seite. Anfangs bekam sie drei Behandlungen im Abstand von jeweils einer Woche. Während der ersten Behandlung spürte sie ein »Plopp« im Kopf und merkte, dass Schleim floss. Die Behandlung verschaffte ihr sofort Erleichterung, d. h. ihre Luftwege wa-ren freier und sie sagte, ihr Kopf fühle sich »leichter« an. In den Kerzen waren viele Wachs- und Pulverrückstände, vor allem in der Kerze der linken Seite. Nach der zweiten Behandlung kam es zu einer weiteren Besserung und nach der dritten Behandlung hatten sich die Symptome stark gebessert. Seit der ersten Behandlung hatte sie keine Kopfschmerzen oder Schmerzen um die Augen mehr gehabt, ihre Luftwege fühlten sich freier an, die Druckempfindlichkeit der Wangen war signifikant zurückgegangen und sie verspürte mehr Energie. Maureen sagt: »Die Behandlungen haben mein Leben verändert.«

Mal pro Jahr oder drei Monate anhaltend, wird sie als chronische Sinusitis bezeichnet. In diesem Fall ist die Ursache eher eine Allergie oder eine bakterielle Mischinfektion.

Der Rachen

Der Rachen ist ein ringförmiger Muskelschlauch, der als Durchgang für Luft, Speisen und Flüssigkeiten dient und zur Sprachbildung beiträgt. Der Rachen, der in drei Abschnitte unterteilt ist, wird auch als Pharynx bezeichnet. Er besteht aus:

▮ dem Nasenrachen (Nasopharynx) hinter der Nase
▮ dem Mundteil des Rachens (Oropharynx) hinten im Mund, hinter den Mandeln
▮ dem Laryngopharynx oder Larynx (auch als Kehlkopf bekannt), bestehend aus Knorpel, Muskeln und Weichteilen, in denen die Stimmbänder liegen.

Die Stimmbänder bilden den Eingang in die Luftröhre (Trachea), die in die Lungen führt.

Direkt über den Stimmbändern befindet sich eine Weichteilklappe, der

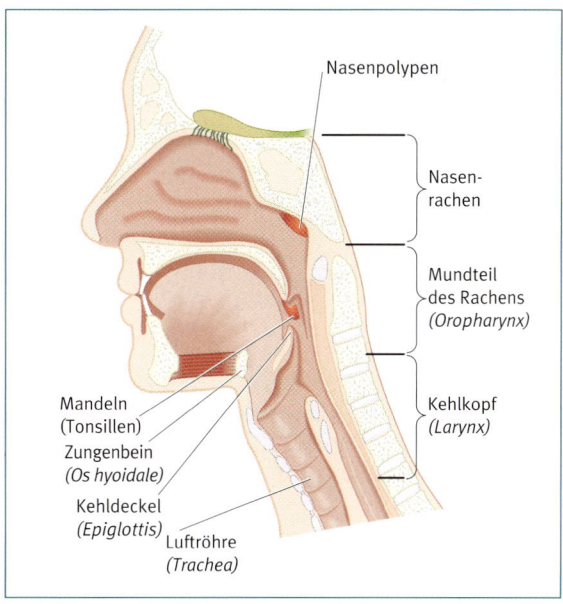

Nasenpolypen

Nasen-
rachen

Mundteil
des Rachens
(Oropharynx)

Kehlkopf
(Larynx)

Mandeln
(Tonsillen)

Zungenbein
(Os hyoidale)

Kehldeckel
(Epiglottis)

Luftröhre
(Trachea)

Die innere Struktur des Rachens

Kehldeckel (Epiglottis). Er bedeckt die Trachea, um zu verhindern, dass beim Essen Speisen und Reizstoffe in die Lunge gelangen.

Die Mandeln (Tonsillen) und die Nasenpolypen, beide aus Lymphgewebe bestehend, befinden sich hinten und seitlich im Mund, um zu verhindern, dass Infektionen über den Mund in den Körper eindringen können. Bei Infek-

tionen der oberen Atemwege können sie sich entzünden und anschwellen.

Im Hals, hinter der Zunge und als Stütze der Zunge befindet sich ein kleiner U-förmiger Knochen, das Zungenbein (Os hyoidale). Es wird von Muskeln und Bändern gehalten, die es mit dem Schläfenbein verbinden. Legt man die Hand vorne auf die Kehle und schluckt, spürt man, wie sich das Zungenbein nach oben und unten bewegt.

Hörprobleme

Schwerhörigkeit kann viele komplexe Ursachen haben, man unterscheidet aber zwei Haupttypen:

▪ Schallleitungs-Schwerhörigkeit – der Schall wird nicht ungehindert durch das äußere Ohr oder das Mittelohr geleitet
▪ Schallempfindungs-Schwerhörigkeit – die Ursache der Schwerhörigkeit liegt in der Cochlea oder im Hörnerv.

Die Ansammlung von verfestigtem Ohrenschmalz im äußeren Gehörgang ist die häufigste Ursache für die Schallleitungs-Schwerhörigkeit, die auch durch einen Fremdkörper im Gehörgang verursacht werden kann. Die mit zunehmendem Alter eintretende, allmähliche Verdickung des Trommelfells führt zur altersbedingten Schwerhörigkeit. Zu

den weiteren Ursachen für Schallleitungs-Schwerhörigkeit gehören:

Otosklerose

Sie wird durch einen Knochenumbauprozess des Steigbügels verursacht, einem der drei Gehörknöchelchen, die im Mittelohr liegen. Dieses Glied der Kette bewegt sich nicht mehr, sodass Schwingungen nicht mehr korrekt übertragen werden können. Bei Menschen, die unter einer Otosklerose leiden, nimmt die Schwerhörigkeit ständig weiter zu. Frauen sind davon häufiger betroffen als Männer. Die Erkrankung kann familiär bedingt sein und beginnt häufig im Alter von etwa 30 Jahren. Die Betroffenen behelfen sich oft mit Hörgeräten, bis die Schwerhörigkeit sehr ausgeprägt wird. Dann

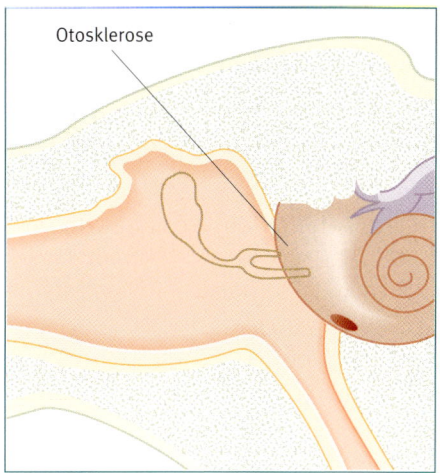

Otosklerose

Otosklerose

ist eine operative Stapedektomie angezeigt. Dabei wird der Steigbügel durch eine kleine Prothese ersetzt, sodass der Schall wieder das Innenohr erreicht. Die Operation hat eine hohe Erfolgsquote.

Schäden an den Gehörknöchelchen

Schwere Infektionen und Kopfverletzungen können die Knochen im Mittelohr beschädigen oder verschieben, gelegentlich kommen auch Babys mit missgebildeten Gehörknöchelchen zur Welt. Diese lassen sich durch eine Operation, die als Ossikuloplastik bezeichnet wird, reparieren oder ersetzen. Durch kraniale Osteopathie ist es in einigen Fällen möglich, verschobene Gehörknöchelchen wieder richtig zu

platzieren und die Hörleistung zu verbessern.

Trommelfellperforation

Sie kann durch eine unbehandelte Mittelohrentzündung (Otitis media), durch andere schwere Infektionen, Kopfverletzungen, Explosionsgeräusche nahe am Ohr (Knalltrauma) oder Gegenstände verursacht werden, die ins Ohr gesteckt werden. Je größer die Perforation ist, desto größer ist auch der Hörverlust. Auch die Lage des Lochs (der Perforation) im Trommelfell wirkt sich auf die Stärke des Hörverlustes aus. Tritt die Perforation durch ein plötzliches traumatisches Ereignis oder Explosionsgeräusch ein, kann der Hörverlust groß sein und mit einem lauten Klingelgeräusch (Tinnitus) im Ohr einhergehen. In diesem Fall kommt das Gehör in der Regel teilweise wieder und das Klingeln nimmt innerhalb weniger Tage ab. Eine chronische Infektion als Folge der Perforation kann einen starken Hörverlust hervorrufen. Normalerweise heilt eine Trommelfellperforation von selbst und der Hörverlust ist in der Regel vorübergehend. Eine schwere Schädigung kann durch einen operativen Eingriff, eine Myringoplastik (Tympanoplastik) behandelt werden. Hierbei wird das Loch durch eine Hauttransplantation verschlossen.

Cholesteatom (Perlgeschwulst)

Das Cholesteatom ist ein Geschwür im Mittelohr hinter dem Trommelfell. In der Regel wird es durch wiederholte Infektionen hervorgerufen, die zu einer inneren Wucherung des Trommelfells führen. Cholesteatome treten häufig in Form einer Zyste oder Tasche auf, in denen sich alte Hautschichten befinden, die sich im Ohr ansammeln. Mit der Zeit kann das Cholesteatom größer werden und die benachbarten, empfindlichen Knochen im Mittelohr zerstören. Hörverlust, Schwindel und eine Lähmung der Gesichtsnerven (Fazialisparese) können durch ein weiteres Wachstum des Cholesteatoms enstehen. Die Ursache hierfür ist häufig eine insuffiziente Funktion der Eustachischen Röhre wie auch eine Mittelohrinfektion. Besteht eine Dysfunktion der Eustachischen Röhre aufgrund einer Allergie, einer Erkältung oder einer Sinusitis, wird die Luft im Mittelohr vom Körper absorbiert, wodurch ein partielles Vakuum entsteht. Der Druck, der durch das Vakuum entsteht, saugt eine Tasche an, indem das Trommelfell gedehnt wird, dabei sind vor allem Regionen gefährdet, die durch vorangegangene Infektionen in ihrer Struktur geschwächt sind. Dieses Säckchen entwickelt sich später häufig zu einem Cholesteatom.

Zu Beginn dieser Erkrankung kann Ohrenlaufen auftreten, häufig entsteht dabei ein übler Geruch. In dem Maße, wie sich die Tasche, die das Cholesteatom bildet, vergrößert, kann ein Völlegefühl im Ohr auftreten, das von Hörverlust begleitet wird. Schwindel oder Schwäche der Gesichtsmuskeln auf Seite des infizierten Ohres können ebenfalls auftreten. Jeder, der eines oder mehrere dieser Symptome aufweist, sollte sich einer fachärztlichen Untersuchung unterziehen. Die Behandlung kann sich zusammensetzen aus einer sorgfältigen Ohrreinigung, einer medikamentösen Therapie und Ohrentropfen gegen die Infektion. Große Cholesteatome hingegen müssen chirurgisch entfernt werden.

Sensoneurale Schwerhörigkeit

Sie ist meistens das Ergebnis eines Schadens der dünnen Haarzellen in der Cochlea. Da diese Haarzellen nicht ersetzt werden können, ist der Hörverlust irreversibel.

Für Menschen mit einer sensoneuralen Schwerhörigkeit sind Hörgeräte häufig eine große Hilfe. Ein Cochleaimplantat kann für Menschen mit erheblicher Schwerhörigkeit eine Option darstellen oder auch für Kinder, die gehörlos geboren wurden. Die Ergebnisse sind umso besser, je jünger die Kinder sind. Ein Cochleaimplantat ist ein kleines elektronisches Gerät, dessen einer Teil in die Cochlea implantiert wird, während der andere Teil am äußeren Ohr getragen wird. Der Gehörsinn wird dadurch nicht perfekt wiederhergestellt, viele Menschen mit Cochleaimplantaten können jedoch die Sprache verstehen und verschiedene Umgebungsgeräusche wahrnehmen. Manche Menschen können damit sogar telefonieren.

Für eine sensoneurale Schwerhörigkeit gibt es zahlreiche Ursachen, die alle zu einem Schaden an den Haarzellen der Cochlea führen:

▪ Infektionskrankheiten wie Mumps oder Meningitis.

▪ Bestimmte Medikamente wie platinhaltige Chemotherapeutika, Antibiotika vom Aminoglykosidtyp, insbesondere Streptomycin und Gentamycin.

▪ Eine hohe Lärmexposition über einen langen Zeitraum. Das Gesetz schreibt vor, dass an Arbeitsplätzen mit hoher Lärmbelastung zum Schutz des Gehörs Ohrstöpsel oder Ohrenschützer getragen werden müssen. Die Haarzellen der Cochlea können bereits durch eine einzige hohe Lärmexposition irreversibel geschädigt werden.

▪ Eine schwere Kopfverletzung mit Schädelbruch.

▪ Der Alterungsprozess – man nennt den altersbedingten Hörverlust auch Presbyakusis. Im Lauf des Lebens nimmt die Zahl der Haarzellen in der Cochlea ab und das Gehör wird allmählich schwächer. Für Menschen, die unter Presbyakusis leiden, scheinen andere Menschen zu nuscheln und sie haben oft Schwierigkeiten, das Gesprochene zu verstehen, vor allem bei hohem Geräuschpegel in der Umgebung. In diesen Fällen sind gut angepasste Hörgeräte normalerweise sehr hilfreich.

▪ Rötelninfektion der Mutter in der Schwangerschaft oder Rötelninfektion bei einem Baby nach einer Frühgeburt oder nach einer schweren Geburt.

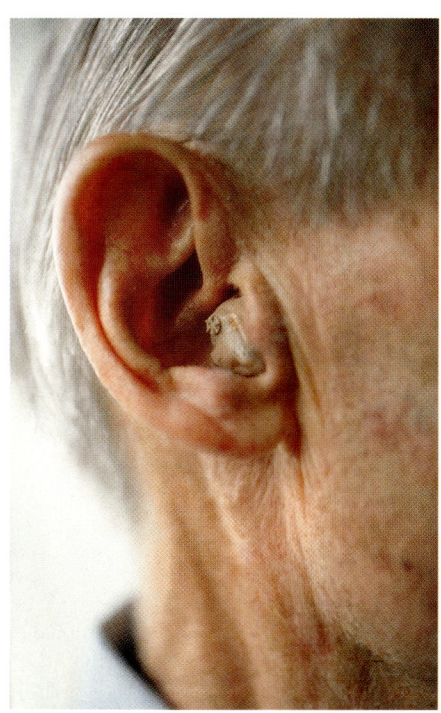

Ein typisches Hörgerät

Für eine sensoneurale Schwerhörigkeit von Geburt an können auch genetische Faktoren ursächlich sein. Häufig findet man bei Mitgliedern derselben Familie denselben Typ des Hörverlustes, wenn sie älter werden.

Gleichgewichtsprobleme

Es gibt zahlreiche medizinische Ursachen, die zu Schwindelgefühl führen können. Wenige davon sind ernsthafter Natur, es ist jedoch wichtig, die spezifische Ursache des Schwindels diagnostizieren und behandeln zu lassen. Gleichgewichtsstörungen und Schwindel können auf verschiedene Weise behandelt werden. Es stehen sowohl medikamentöse Möglichkeiten wie auch Übungen zum Gleichgewichtstraining zur Verfügung. Auch wenn es lange dauert, bis sich Gleichgewichtsstörungen bessern, gibt es fast immer Behandlungsmethoden, die helfen können.

Folgende Ursachen finden sich häufig bei Gleichgewichtsstörungen und Schwindelgefühl:

Blutdruckschwankungen

Ein niedriger Blutdruck kann zu einem Leeregefühl im Kopf führen. Beim Aufstehen sammelt sich das Blut in den Beinvenen. Durch Nerven, die zu einer Kontraktion der Beinvenen führen, wird dieses »Pooling« in den Beinen beendet. Sie stellen sicher, dass genug Blut zum Herzen zurückfließt und dass sich die Blutmenge, die vom Herzen ins Gehirn gepumpt wird, nicht vermindert. Findet jedoch ein vermehrtes venöses Pooling in den Beinen statt, so führt dies zu einem verminderten Rückstrom zum Herzen und zu einer verminderten Pumpmenge. Dies bedeutet eine Reduktion der Blutmenge, die zum Gehirn fließt. Dadurch entsteht ein Gefühl des Schwindels und manche Menschen können ohnmächtig werden. Dies passiert z. B. bei Palastwachen, wenn sie zu lange in einer Position gestanden haben. Wer unter niedrigem Blutdruck leidet und beim plötzlichen Aufstehen ein Schwindelgefühl empfindet oder meint, ohnmächtig zu werden, sollte seinen Blutdruck sowohl im Liegen als auch beim Aufstehen messen lassen. Der Abfall des Blutdrucks beim Aufstehen wird auch posturale Hypotension genannt. Viele Menschen haben einen niedrigen Blutdruck und leben damit ohne Probleme. Sie sind vor den Auswirkungen eines hohen Salzverzehrs, der zu erhöhtem Blutdruck führt, geschützt und leben im Durchschnitt länger und gesünder als Menschen mit höherem Blutdruck.

Morbus Ménière

Die Ménière'sche Krankheit wird durch einen erhöhten Flüssigkeitsdruck im

Innenohr verursacht. Zu den Symptomen zählen sensoneurale Schwerhörigkeit, Tinnitus und Schwindel. Während der Anfälle kann es durch den Schwindel zu Schwierigkeiten beim Gehen und Stehen und auch zu Erbrechen kommen. Die Anfälle treten intervallmäßig auf, und es können Wochen und Jahre zwischen ihnen liegen. Tinnitus und Schwerhörigkeit können zu verschiedenen Zeiten unterschiedlich stark ausgeprägt sein. Patienten mit Morbus Ménière werden häufig

angehalten, eine salzarme Diät einzuhalten, da ein Übermaß an Salzzufuhr die Flüssigkeitsretention fördert. Die Symptome können durch die Einnahme von Medikamenten wie Antivertiginosa (gegen Schwindel) und Diuretika (Wassertabletten) oder durch die Einnahme von Mangan (Spurenelement) gebessert werden. Auch bestimmte Medikamente wie Diuretika oder Antivertiginosa können hilfreich sein. Stress kann Schwindel und Tinnitus bei Morbus Ménière verstärken.

Die folgende Fallstudie erhielten wir von der Therapeutin Linda:

»Tricia, 62 Jahre alt, litt seit etwa einem Monat unter schwerem Tinnitus. Der Tinnitus war im linken Ohr stärker. Sie leidet unter einer Divertikulitis, die durch eine regelmäßige reflexologische Behandlung unter Kontrolle ist. Sie hatte drei Ohrkerzenbehandlungen im Abstand von jeweils 14 Tagen. Nach der ersten Behandlung befanden sich Wachs- und Pulverreste in beiden Kerzen. Die rechte Ohrkerze brannte neun Minuten, die linke zehn Minuten. Nach der ersten Behandlung waren die Symptome des Tinnitus vor allem auf dem rechten Ohr signifikant vermindert. Bei der zweiten Behandlung brannten beide Kerzen neun Minuten lang. Während der Behandlung nahm Tricia ein Ploppgeräusch in beiden Ohren wahr. Zum Ende der Behandlung war das Klingelgeräusch in beiden Ohren verschwunden. Es befanden sich immer noch Wachs- und Pulverreste in beiden Kerzen. Nach ca. einer Stunde kam auf der linken Seite ein kleines Geräusch zurück. Am nächsten Tag kamen die Ohrgeräusche in beiden Ohren zurück und wurden für vier Tage schlechter als zuvor. Dies war eine »Heilkrise«, es kam also zu einer Erstverschlechterung. Bei einer Erstverschlechterung werden die Symptome schlechter, bevor sie sich dann bessern. Nach 4 Tagen wurde der Tinnitus beträchtlich schwächer. Nach der dritten Behandlung war auf dem rechten Ohr kein Geräusch mehr wahrzunehmen und links nur noch ein sehr leises Geräusch. Die schweren Symptome, unter denen Tricia vor ihrer ersten Ohrkerzenbehandlung litt, sind nicht zurückgekommen, und sie war sehr beeindruckt über die Art, wie durch die Ohrkerzenbehandlung die Tinnitussymptomatik abnahm, sodass sie sogar eine Ausbildung zur Ohrkerzentherapeutin begonnen hat.«

Tinnitus

Bei dieser Erkrankung werden im Kopf und in den Ohren Geräusche wie Brummen, Klingeln, Pfeifen, Rauschen und andere wahrgenommen. Für Tinnitus gibt es zahlreiche verschiedene Ursachen. Es kann ein Zusammenhang bestehen mit einer Lärmexposition, mit Hörverlust, Ohr- oder Kopfverletzungen, Ohrpfropf, anderen Ohrerkrankungen oder emotionalem Stress. Er kann auch als Medikamentennebenwirkung auftreten oder eine Kombination oben genannter Ursachen sein. Bei vielen Menschen mit Tinnitus findet sich keine der genannten Ursachen, und sie haben auch keinen Hörverlust.

HÄUFIGE FRAGEN

Was versteht man unter Bewegungskrankheit (auch Reisekrankheit oder Kinestose)?

Schwindelgefühl, Taumel und Bewegungs-/Reisekrankheit haben alle mit dem Gleichgewichtssinn zu tun. Der Gleichgewichtssinn wird durch die Zusammenarbeit von mehreren Systemen gewährleistet:

▮ dem Innenohr, das die Bewegungsrichtung des Körpers im Raum überwacht
▮ den Augen, die die Lage des Körpers im Raum wie auch die Bewegungsrichtung überwachen
▮ den Druckrezeptoren in Haut und Gewebe wie sie in den Gelenken und in der Wirbelsäule vorhanden sind; sie teilen uns mit, welcher Teil des Körpers sich unten befindet und den Boden berührt
▮ den Sinnesrezeptoren in Muskeln und Gelenken, die mitteilen, welche Teile des Körpers in Bewegung sind
▮ dem zentralen Nervensystem, das alle Informationen der vier anderen Systeme verarbeitet und interpretiert.

Symptome der Bewegungs-/Reisekrankheit und Schwindel treten auf, wenn das zentrale Nervensystem widersprüchliche Meldungen aus den anderen vier Systemen erhält. Stellen Sie sich z. B. vor, Sie sitzen auf dem Rücksitz eines fahrenden Autos und lesen ein Buch. Die Rezeptoren des Innenohrs und der Haut nehmen die Fahrbewegung wahr, aber die Augen sehen nur die Seiten Ihres Buches. Dabei können Sie »reisekrank« werden.

Was kann ich gegen Reisekrankheit tun?

▮ Setzen Sie sich immer in Fahrtrichtung, sodass Ihre Augen dieselbe Bewegung wahrnehmen, die Ihr Körper und Ihre Innenohren empfinden. Setzen Sie sich z. B. auf den Vordersitz des Wagens und schauen Sie in die Ferne. Gehen Sie auf einem Schiff auf Deck und beobachten Sie den Horizont. Sitzen Sie am Fenster eines Flugzeugs und schauen Sie nach draußen.
▮ Lesen Sie nicht, während Sie reisen, wenn Sie unter Reisekrankheit leiden

und setzen Sie sich nicht gegen die Fahrtrichtung.

▮ Vermeiden Sie es, einen anderen Mitreisenden, der unter Reisekrankheit leidet, zu beobachten oder mit ihm zu sprechen.

▮ Vermeiden Sie starke Düfte oder fette, stark gewürzte Speisen unmittelbar vor und während Ihrer Reise.

Was kann ich tun, um Schwindel zu reduzieren?

▮ Vermeiden Sie einen schnellen Lagewechsel, insbesondere schnelles Aufstehen vom Liegen oder schnelles Drehen von einer Seite zur anderen.

▮ Vermeiden Sie extreme Kopfbewegungen (insbesondere Blick nach oben) oder schnelle Kopfbewegungen (z. B. Drehen des Kopfes).

▮ Reduzieren oder vermeiden Sie Produkte, die die Gefäßzirkulation vermindern, insbesondere Nikotin, Koffein und Salz

▮ Setzen Sie sich so wenig wie möglich allen Bedingungen aus, von denen Sie wissen, dass sie Ihren Schwindel begünstigen können, wie Stress und Angst oder Substanzen, auf die Sie allergisch sind.

▮ Vermeiden Sie riskante Aktivitäten wie Autofahren oder das Bedienen gefährlicher Maschinen, wenn Sie unter Schwindel leiden.

Gibt es natürliche Heilmittel, die bei Schwindel oder Gleichgewichtsstörungen helfen?

Ist Ihr Flüssigkeitshaushalt gestört, so trinken Sie mehr Wasser und vermeiden Sie Nikotin, Koffein und kohlensäurehaltige Getränke, da diese den Blutfluss ins Gehirn vermindern. Reduzieren Sie Ihre Salzaufnahme, da Salz zu Flüssigkeitsretention führt und die Zirkulation vermindert.

Wenn das Innenohr zu wenig Blut erhält, so entsteht eine spezifischere Form des Schwindels, der Vertigo. Das Innenohr reagiert hochempfindlich auf minimale Durchblutungsveränderungen, und alle Ursachen für eine schlechte Durchblutung des Gehirns treffen in hohem Maße auch für das Innenohr zu. Extrakte aus der Ginkgopflanze verbessern die Durchblutung des Kopfes und helfen somit auch dem Innenohr. Durch dieses Phytotherapeutikum wird auch das Gedächtnis verbessert. Patienten unter Antikoagulanzien sollen es jedoch nicht einnehmen.

Zu den weiteren empfohlenen Phytotherapeutika gehört auch das Kleine Immergrün (Vinca minor), das ähnliche Effekte wie die Ginkgopflanze entfaltet, ohne mit Antikoagulanzien zu interagieren. Baldrian kann hilfreich zur Verminderung von Stress und Verspannung sein, die beide zu einer Gefäßkonstriktion in Kopf und Nacken führen. Bei Morbus Menière kann man zur Nahrungsergänzung Coenzym Q10 einnehmen. *Vor Einnahme von Phytotherapeutika bei Schwindel oder Gleichgewichtsstörungen ist es sehr wichtig, bei Ihrem Arzt einen Check-up durchführen zu lassen und einen kundigen Phytotherapeuten aufzusuchen, da es zu Wechselwirkungen zwischen pflanzlichen Heilmitteln und der Standardmedikation kommen könnte.*

Serviceteil

Nützliche Adressen

So findet man einen Ohrkerzen-therapeuten

http://www.therapeuten.de/therapien/
ohrkerzen.htm

Bezugsquellen

BIOSUN GmbH

Steinstraße 5
D-35641 Schwalbach
Tel.: +49 (0) 6445 6 00 70
Fax: +49 (0) 6445 6 00 76 00
E-mail: info@biosun.com
www.biosun.com

Equilibrium S. A.

Route de Buchillon 8
CH-1162 St. Prex
Tel.: +41 (0) 21 8 06 22 45
Fax: +41 (0) 21 8 06 21 09
E-mail: info@equilibrium.ch
www.equilibrium.ch

Peter Weichinger

Marktplatz 13
D-92353 Postbauer-Heng
Tel.: +43 (0) 664 4 35 32 34
E-mail: nawapw@aol.com
www.peter-weichinger.at

Nature Products Thorsten Morbach

Mühlenweg 9
D-54411 Hermeskeil
Tel.: +49 (0) 6503-98 16 67
Fax: +49 (0) 12120-21 16 08
E-mail: info@ohrkerzen-laden.de
www.ohrkerzen-laden.de

Otosan

Via Degli Scavi, 32
I-47100 Forli
Tel.: +39 (0) 543 79 53 79
Fax: +39 (0) 543 79 61 31
www.otosan.com

Fachverbände

Deutsche Tinnitus-Liga e. V. (DTL)

Am Lohsiepen 18
D-42639 Wuppertal
Tel.: +49 (0) 202 24 65 20
E-mail: dtl@tinnitus-liga.de
www.tinnitus-liga.de

Deutsche Gesellschaft für Audiologie e. V.

c/o Haus des Hörens
Marie-Curie-Straße 2
D-26129 Oldenburg
Tel.: +49 (0) 441 2 17 25 00
E-Mail: info@dga-ev.com

Verband freier Heilpraktiker e. V.

Ostlandstraße 53A
D-50859 Köln
Tel.: +49 (0) 2234 9 87 88 10
Fax: +49 (0) 2234 9 87 88 13
E-Mail: info@heilpraktikerverband.de
www.heilpraktikerverband.de

Bibliografie und weiterführende Literatur

Brennan, Barbara Ann, Hands of Light, Bantam Books 1987

Cohen, S, The Magic of Touch, Harper & Row 1987

Davis, P, Subtle Aromatherapy, CW Daniel 1991

Field, T, Touch, MIT Press 2001

Hamilton, Jili, Hopi Candles, Pen Press 2004

Heidl, Reiner, Statistische Auswertung einer Anwendungsbeobachtung mit BIOSUN Ohrkerzen im typischen Anwendungsgebiet (Schnupfen-Erkältungsfolgen, Kopfschmerzen, Ohrgeräusche und Stressabbau), BIOSUN Publikation 2000

Hix, Sue, Fourteen Classical Meridian Charts for Shiatsu, Energy Healing & Martial Arts, Rosewell Publications 1998

Holford, P, The Optimum Nutrition Bible, Piatkus Publishers 2002

Looker, T, Gregson, O, Managing Stress, Hodder Headline 2003

Maaß, Dr. med. Christian, Jung, Dr. rer. nat. HP Klaus, Beger, Christa, HP, Komplextherapie des Tinnitus, BIOSUN Publikation 1998

McNamara, P, Massage for People with Cancer, Wandsworth Cancer Research Center 1977

McGuinness, Helen, Anatomy & Physiology Therapy Basics, Hodder & Stoughton 2002

Moberg, K, The Oxytocin Factor, De Capo Press 2003

Montagy, A, Touching, Harper & Row 1986

Ozaniec, Naomi, The Elements of the Chakras, Element Books 1991

Pert, Candace B, Moleküle der Gefühle, Rowohlt 2001

Parliament publications: Sixth report, 21 november 2000 by the Select Committee appointed to considerScience and Technology. Ordered to report: complementary and alternative medicine, The Stationery Office, UK

Prince of Wales's Foundation for Integrated Health, Complementary Healthcare, a Guide for Patients, UK 2005

Riza Centre of National Medicine, Milan, Use of Otosan Ear cones in the presence of excess earwax and use of Otosan Ear cones in cases of otalgia in children

Ross and Wilson, Anne Waugh, Allison, Grant, Anatomy and Physiology in Health and Illness, Churchill Livingstone 2001

Rutherford, Leo, Your Shamanic Path, Piatkus Publishers 2001

Sceats, Andrew, Ear Candling and other Treatments for Ear, Nose and Throat Problems, Pressuredown Therapies 2004

Siegfried, Donna Rae, Anatomy and Physiology for Dummies, Wiley 2002

Tortora, G, Grabowski, R, Principles of Anatomy and Physiology, Harper Row 1990

Wood, Nicholas, The Book of the Shaman, Barron's 2001 Oxford Minidictionary for Nurses, Oxford University Press 1998

Internetseiten

www.besser-leben-mit-tinnitus.de

www.earpopper.com

www.enttex.com

www.migraene-ratgeber.net

www.migraene-aktuell.de

www.heilberufe-in-europa.eu/963-1-heilpraktiker.php

www.healer.ch

www.shiatsu-gsd.de

www.shiatsu-verband.at

www.shiatsuverband.ch

www.kirlian.de

www.ostheopathie.de

www.biosun.com

www.otosan.com

Glossar

Abschuppung (Desquamation): Das Abschilfern oder Peeling der äußeren Hautschicht bis zum Stratum corneum wie bei einer Exfoliation.

Allergene: Substanzen, die bei einigen Menschen eine allergische Reaktion in den oberen Atemwegen auslösen können, was zu laufender Nase, tränenden, juckenden Augen oder Atemproblemen mit schwerem Atmen führen kann.

Allergene sind im Speichel, im Urin und kleinen Partikeln der Federn oder Fellhaare von Warmblütern wie Hunden, Katzen, Vögeln und Nagern vorhanden. Sie sind auch in Graspollen, Schimmelpilzsporen oder den Ausscheidungen von Hausstaubmilben (im Staub) vorhanden. Weitere Allergene können die Haut oder das Verdauungssystem angreifen.

Aminoglykoside: Gruppe hoch wirksamer Antibiotika (wie Gentamycin), die gegen bestimmte Bakterien eingesetzt werden.

Analgetika: Schmerzstillende Substanzen.

Anthropologe: Ein Anthropologe befasst sich mit Menschen und Primaten (wie Schimpansen), um deren kulturelle, physische und soziale Entwicklung im Laufe der Zeit zu erforschen.

Antioxidanzien: Substanzen, die eine Schädigung von Körperzellen durch freie Radikale verhindern. Freie Radikale sind sehr reaktionsfähige chemische Stoffe, die Zellen zerstören können und bei vielen Krankheiten eine Rolle spielen. Die Vitamine A, C und E und einige B-Vitamine, Beta-Karotin, Selen sowie bestimmte Schlüsselenzyme im Körper sind Antioxidanzien. Sie verhindern, dass freie Radikale die Molekularstruktur wie die der DNS schädigen, indem sie die freien Radikale abfangen.

Apnoe: Zeitweilige Unterbrechung der Atmung jeglicher Ursache.

Aristoteles: Aristoteles (384–322 v. Chr.) war ein griechischer Philosoph. Er und Plato gelten als die einflussreichsten Philosophen des westlichen Denkens. Aristoteles schrieb viele Werke über Physik, Dichtkunst, Zoologie, Regierungskunst und Biologie.

Aura: Eine Energiehülle, die alle Lebewesen umgibt. Menschen mit besonderen seelischen Eigenschaften können diese Energie sehen und interpretieren.

Autoimmunerkrankung: Krankheit, bei der das Immunsystem die eigenen Körpergewebe angreift. Ein gut funktionierendes Immunsystem muss Fremdsubstanzen wie Bakterien, Viren, Parasiten etc. identifizieren und von normalem Körpergewebe unterscheiden können. Gelingt ihm diese Unterscheidung nicht, versucht es die Gewebe zu zerstören, die es fälschlich als Fremdkörper identifiziert hat. Bei rheumatoider Arthritis beispielsweise greift der Körper die Synovialgewebe der Gelenke an.

Barotrauma: Ein Problem im Ohr, das durch Druckunterschiede zwischen der Innen- und Außenseite des Trommelfells entsteht. Im Mittelohr herrscht normalerweise derselbe Luftdruck wie außerhalb des Körpers. Ist die Eustachische Röhre, die zwischen dem Mittelohr und dem hinteren Rachen verläuft, blockiert, ist der Luftdruck im Mittelohr anders als außerhalb des Trommelfells, was ein Barotraum verursacht. Ein Barotrauma tritt in der Regel bei einem Höhenwechsel wie beim Fliegen, Gerätetauchen oder Autofahren im Gebirge ein. Das Risiko für ein Barotrauma ist erhöht, wenn die Nase durch Allergien, Erkältung oder eine Infektion der oberen Atemwege verstopft ist.

Blutdruck: Bezieht sich auf den Druck, den das Blut auf die Innenwand der Blutgefäße ausübt. Der Blutdruck wird als Verhältnis angegeben (z. B. liegt der normale Blutdruck eines gesunden Erwachsenen bei 120/80). Die erste Ziffer ist der systolische Blutdruck, der Druck, mit dem das Herz das Blut in die Arte-

rien pumpt. Die zweite Ziffer ist der diastolische Druck, der Druck, bei dem das Herz ruht und sich mit Blut füllt. Hoher Blutdruck wird als Hypertonie und niedriger Blutdruck als Hypotonie bezeichnet.

Cerebellum (Kleinhirn): Ein großer Teil der Hirnbasis zwischen Cerebrum (Großhirn) und Hirnstamm. Das Kleinhirn ist für die Koordination der Willkürbewegungen, die Haltung und das Gleichgewicht verantwortlich und liegt an der Rückseite des Schädels hinter dem Hirnstamm.

Cerebrum (Großhirn): Der größte Anteil des Gehirns, unterteilt in zwei Hemisphären (Hälften) mit jeweils vier Hirnlappen. Zu seinen Funktionen gehören Sprache, Gedächtnis, Sehvermögen, Persönlichkeit und die Muskelkontrolle in bestimmten Körperteilen. Der Temporallappen ist einer der vier Lappen und enthält einen Bezirk, der als Cortex auditivus bezeichnet wird und für die Interpretation von Geräuschen notwendig ist.

Cerumen (Ohrenschmalz): Normalerweise ist es als Ohrenschmalz bekannt, eine gelbliche, wachsartige Substanz, die von den Ohrenschmalzdrüsen im Gehörgang des Menschen und vieler Säugetiere abgesondert wird. Es spielt eine wesentliche Rolle im menschlichen Gehörgang, hilft bei dessen

Reinigung und Schmierung und sorgt auch für einen gewissen Schutz vor Bakterien, Pilzen und Insekten, die seinen bitteren Geschmack und Geruch verabscheuen.

Chemotherapie: Die Krebsbehandlung mit spezifischen Medikamenten, die die bösartigen Zellen und Gewebe zerstören sollen. Chemotherapeutika können oral eingenommen werden oder über eine Infusion in eine Vene oder einen Muskel verabreicht werden.

Cochleaimplantat: Ein elektronisches medizinisches Gerät, das operativ ins Innenohr implantiert wird. Es überbrückt die Haarzellen der Cochlea und stimuliert direkt den Hörnerv, damit dieser Signale ans Gehirn sendet. Die beiden extern getragenen Gerätekomponenten sind ein Kopfhörer/Mikrofon und ein Sprachprozessor.

Cortex auditivus: Der Bereich der Hirnrinde (im temporalen Kortex), der mit Fasern des Hörnervs verbunden ist und die Nervenimpulse in eine Form überträgt, die als Klang und Geräusch wahrgenommen wird.

Craniosakrale Osteopathie: Craniosakral ist die Bezeichnung für den osteopathischen Ansatz, der vor hundert Jahren von Dr. W. G. Sutherland in Amerika entwickelt wurde. Er beobachtete, dass die Form der Schädelknochen eine minimale Bewegung erlaubt und dass jegliche Bewegungseinschränkung, sei es aufgrund von Verletzung, Trauma oder Erkrankung, die Gesundheit beeinträchtigen kann. In den 1970er-Jahren gelang Dr. John Upledger die wissenschaftliche Bestätigung dieser Theorie und er entwickelte die craniosakrale Therapie. Durch diese Methode wird die Funktion des Zentralnervensystems gefördert, indem Restriktionen im craniosakralen System gelöst werden, einschließlich derer von Membranen im Inneren des Schädels und in der Zirkulation der Zerebrospinalflüssigkeit, die Gehirn und Wirbelsäule umgibt und beschützt. Für die craniosakrale Osteopathie konnten Erfolge beim Leimohr nachgewiesen werden, weiterhin kann sie Einschränkungen der Beweglichkeit der Gehörknöchelchen im Mittelohr lösen. Üblicherweise wird sie gemeinsam mit einer schleimreduzierenden Diät empfohlen.

Dermatitis: Die Ausdrücke »Ekzem« und »Dermatitis« werden häufig als Synonym gebraucht. Das atopische Ekzem oder die atopische Dermatitis ist eine chronische Erkrankung, bei der Hautareale mit geröteter, juckender Haut auftreten. Die Erkrankung beginnt normalerweise in der frühen Kindheit insbesondere bei einer für Atopie typischen Familienanamnese (Asthma, Heuschnupfen, Konjunktivitis oder Nahrungsmittelallergie). Die Haut kann wenig Feuchtigkeit speichern und wird dadurch trocken, was zu Entzündungen, Juckreiz und häufig bakteriellen Superinfektionen führt. Eine ererbte trockene Haut sowie Allergien, die zu einer Überaktivität des Immunsystems führen, sind die häufigsten Ursachen für die atopische Dermatitis.

Dezibel: Eine Maßeinheit für die Lautstärke eines Geräusches, das die relative Lautstärke zweier Signale oder die relative Lautstärke eines Signals mit der Lautstärke eines Standardsignals vergleicht.

Diabetes: Eine Stoffwechselerkrankung, die ererbt ist oder sich im Lauf des Lebens entwickelt, bei der es dem Körper aufgrund eines Insulinmangels oder aufgrund einer Insulinverwertungsstörung nicht gelingt, Nahrung in Energie umzuwandeln. Insulin ist ein Hormon, das von der Bauchspeicheldrüse gebildet wird. Diabetes ist eine schwere Erkrankung, die zu zahlreichen Komplikationen führen kann. Diese gehen von Taubheit bis zu Sehverlust und Koma. Durch diese Erkrankung steigt auch das Risiko für Begleiterkrankungen signifikant an, wie z.B. Schlaganfall und Herzerkrankung. Liegt ein Diabetes vor, ist Achtsamkeit bei der Massage angesagt, da besonders in Händen und Füßen eine verminderte Sensibilität besteht.

Der juvenile Diabetes oder Typ-1-Diabetes wird durch Diät, körperliche Betätigung und Insulin behandelt. Der Typ-2-Diabetes, früher auch Erwachsenendiabetes genannt, wird heute bei übergewichtigen Kindern beobachtet. Er wird mit Diät, körperlicher Betätigung und medikamentös behandelt. In schweren Fällen wird auch beim Typ-2-Diabetes Insulin verabreicht.

Divertikulitis: Eine Erkrankung, bei der sich kleine Ausbuchtungen und Taschen in den Wänden des Darmes (Divertikel), meist im Dickdarm oder Colon entzünden.

Ekzem: Siehe »Dermatitis«.

Elektromagnetische Energie: Ein elektrisches und magnetisches Kraftfeld, das eine sich bewegende elektrische Ladung umgibt. Menschen erzeugen bei jeder Bewegung, bei jedem Gedanken und bei jedem Gefühl (pulsähnlich) winzig kleine Mengen elektrischer Ladung. Ein physikalisches Grundgesetz besagt, dass jede elektrische Ladung ein entsprechendes elektromagnetisches Feld erzeugt. Das menschliche elektromagnetische Feld kann durch die Kirlian-Fotografie entdeckt und sichtbar gemacht werden.

Endogen: Im Inneren entstehend oder aus dem Inneren abgeleitet, im Gegensatz zu exogen (außen). Ein exogener

Stressfaktor wäre z. B. die Umweltverschmutzung, ein endogener Stressfaktor hingegen wäre übertriebene Sorge. Exogene Stressfaktoren können zu endogenem Stress führen. Endogene »Drogen« sind Substanzen, die physiologischerweise im Körper produziert werden wie Endorphine, dessen exogenes Äquivalent das Morphin (Morphium) ist.

Endorphine: Natürliche Substanzen, die chemisch dem Morphium ähnlich sind und die vom Gehirn produziert werden, um Schmerz zu lindern und ein Gefühl des Wohlbefindens zu erzeugen. Die wörtliche Bedeutung ist »endogenes Morphium« oder Morphium, das innerhalb des Körpers gebildet wird. Es wurde nachgewiesen, dass Berührungstherapien und körperliche Betätigung die Endorphinkonzentration im Körper ansteigen lassen.

Eustachio-Röhre: Eine Röhre, die bei Erwachsenen ca. 3,5 cm lang ist, bei Kindern kürzer. Sie verbindet das Mittelohr mit dem Naseninneren, ist für die Drainage aus dem Mittelohr zuständig und sorgt für einen gleichen Luftdruck auf beiden Seiten des Trommelfells. Ist diese Röhre durch Schleim verstopft, so wird der Druckausgleich behindert und Schmerzen, Schwerhörigkeit sowie die Entstehung von Flüssigkeit im Mittelohr (Leimohr) können die Folge sein.

Fibromyalgie: Eine chronische Erkrankung, die durch muskuloskelettale Schmerzen in zahlreichen Körperregionen, Müdigkeit und multiple Tenderpoints charakterisiert ist. Diese Tenderpoints finden sich an spezifischen Stellen, insbesondere im Nacken, an der Wirbelsäule, an den Schultern und Hüften. Sie kann begleitet sein von Schlafstörungen, Morgensteifigkeit, Reizdarm (Colon irritabile), Angst und weiteren Symptomen. Frauen sind von Fibromyalgie häufiger betroffen als Männer.

Flüchtig: Der Begriff »flüchtig« bedeutet im Allgemeinen, dass eine Substanz leicht verdunstet, insbesondere ätherische Öle.

Follikulitis: Eine Entzündung der Haarfollikel aufgrund einer Infektion oder Reizung. In der Bartregion wird die Erkrankung als Follikulitis oder Sykosis barbae bezeichnet. Dieser Typ der Follikulitis kann durch die Verwendung einer guten Rasiercreme reduziert werden.

Gallenblase: Ein birnenförmiger Sack mit einer muskulären Wand, der unterhalb der Leber liegt und mit dieser verbunden ist. In der Gallenblase wird die von der Leber produzierte Gallenflüssigkeit gespeichert, bis der Körper sie für die Verdauung benötigt. Die Gallenflüssigkeit hilft bei der Fettverdauung.

Ginkgo biloba: Der Ginkgobaum ist eine der ältesten noch existierenden Baumarten, was er chinesischen Mönchen zu verdanken hat, die seine Blätter als heiliges Kraut nutzten. Der Baum wurde im 18. Jh. erstmals nach Europa gebracht, und seine Blätter werden in Frankreich und Deutschland heute häufig als Arzneimittel verschrieben. In vielen Studien wurde nachgewiesen, dass Ginkgo als Tonikum für das Gehirn wirkt und aufgrund seiner günstigen Effekte auf das Gefäßsystem des Gehirns das Gedächtnis verbessert. Es wird zur Behandlung von Schwindel, Tinnitus (Ohrklingeln) und verschiedenen weiteren neurologischen Störungen und Durchblutungsstörungen verwendet. Ginkgo wirkt über eine Verbesserung des Blutflusses im Gehirn (der Sauerstoffverbrauch des Gehirns beträgt 20 % des Gesamtkörper-Sauerstoffverbrauches) und über das Netzwerk an Blutgefäßen, die Blut und Sauerstoff in die Organsysteme bringen.

Hellseher: Ein Mensch, der die subtile Energie sehen kann, d. h. der die Aura in ihrer Größe und Form mit den Chakren und Farben wahrnimmt.

Herpes simplex: Das Herpes-simplex-Virus Typ 1 (HSV-1) verursacht bläschenförmige Infektionen von Lippen, Mund und Gesicht. Der Typ-1-Virus kommt am häufigsten vor und wird in der Regel in der Kindheit erworben.

Übertragen wird das Virus bei Kontakt mit infiziertem Speichel. Im Erwachsenenalter haben bis zu 90 % der Menschen HSV-1-Antikörper gebildet.

Das Herpes-simplex-Virus Typ 2 (HSV-2) wird bei sexuellem Kontakt übertragen. Zu den Symptomen zählen Geschwüre und wunde Stellen im Genitalbereich. Zusätzlich zu den Läsionen im Mund- und Genitalbereich kann das Virus zu Komplikationen führen wie einer Meningoenzephalitis (Infektion der Hirnhäute und des Gehirns selbst) oder es kann Augeninfektionen insbesondere der Bindehaut und der Hornhaut verursachen.

Es gibt aber auch Träger des HSV-2, die keine Symptome entwickeln.

Hippokrates: Hippokrates (ca. 460–380 v. Chr.) war ein griechischer Arzt, der in der Medizin als eine der herausragendsten Persönlichkeiten aller Zeiten gilt. Er wurde »Vater der Medizin« genannt. Er war ein Arzt aus der so genannten Medizinschule von Kos. In seinen Schriften wandte er sich gegen den Aberglauben und das magische Denken in der primitiven Medizin und legte den Grundstein für die Medizin als Wissenschaft.

Hirnanhangdrüse (Hypophyse): Eine Drüse in der Schädelbasis, die Hormone produziert und andere hormonproduzierende Drüsen sowie viele Körperprozesse einschließlich des Reproduktionssystems reguliert und kontrolliert.

Homöopathische Wirkung: In der Homöopathie gilt das Prinzip, »Gleiches wird durch Gleiches geheilt«. Dies bedeutet, dass kleine, hochverdünnte Mengen medizinischer Substanzen gegeben werden, um Symptome zu heilen. Die gleiche Substanz in höherer Dosis könnte diese Symptome hervorrufen. Die winzig kleinen Mengen von Substanzen wie Bienenwachs, die in Ohrkerzen vorhanden sind, können für Menschen, die auf größere Mengen Bienenwachs allergisch reagieren, einen heilbringenden Effekt haben. In sehr wenigen Fällen wurden bei der Verwendung von Ohrkerzen aber auch allergische Reaktionen beobachtet.

Hormon: Eine chemische Substanz, die in einem Teil des Körpers gebildet wird und ins Blut freigesetzt wird, um besondere Funktionen in anderen Teilen des Körpers zu triggern oder zu regulieren. So ist z. B. Insulin ein Hormon, das im Pankreas gebildet wird und das anderen Zellen mitteilt, wann sie Glukose zur Energiegewinnung verwerten sollen.

Hydrierend: Den normalen Flüssigkeitsgehalt wiederherstellend oder aufrechterhaltend.

Hypothalamus: Eine kleine Struktur in der Schädelbasis, die zahlreiche Körperfunktionen steuert einschließlich Appetit und Körpertemperatur. Gemeinsam mit der Hypophyse reguliert der Hypothalamus auch die Bildung und Freisetzung zahlreicher Hormone im Körper einschließlich Östrogen und Progesteron durch die Ovarien und Testosteron durch die Hoden.

Immunsystem: Das Verteidigungssystem des Körpers gegenüber Krankheiten, das aus bestimmten Organen, weißen Blutzellen und Antikörpern besteht. Antikörper sind Proteine, die gegen Bakterien und andere schädliche Stoffe wirken.

Impetigo: Eine hochinfektiöse bakterielle Hautinfektion, die durch kleine, eitergefüllte Blasen charakterisiert ist, die beim Platzen honiggelbe Krusten bilden. Durch eine antibakterielle Salbe kann Impetigo im Frühstadium behandelt werden.

Initiationsriten: Nahezu jede Kultur auf der Welt ritualisiert die wichtigen Meilensteine im Leben eines Menschen. Geburt, Hochzeit und Tod werden typischerweise durch bestimmte Zeremonien gefeiert, die Initiationsriten oder Übergangsrituale genannt werden. Der endgültige Übergang von der Kindheit zum Erwachsenenalter ist in zahlreichen ethnischen Gruppen auf der ganzen Welt von großer Bedeutung. Die Hopi-Indianer und andere Kulturen benützten bei ihren Initiationsriten auch Ohrkerzen.

Ionen: Ionen sind Atome oder Moleküle, die eine elektrische Ladung tragen. Positiv geladene Ionen ziehen atmosphärische Verschmutzungen, Staubpartikel oder schädliche Luftpartikel nach innen und halten sie dort fest. Negativ geladene Ionen, die in der Natur an Orten wie Wäldern, Wasserfällen und am Meer in großen Mengen vorhanden sind, neutralisieren den Effekt der positiven Ionen, reinigen die Luft und erhöhen damit das Gefühl des Wohlbefindens. Ohrkerzen sollen negative Ionen produzieren.

Labyrinth: Das Labyrinth ist ein System von flüssigkeitsgefüllten Räumen im Innenohr, das das vestibuläre System und das auditive System enthält und den Gleichgewichtssinn gewährleistet. In der griechischen Mythologie war das Labyrinth ein kompliziertes Gewirr von Gängen, das für König Minos von Kreta gebaut wurde. Das Labyrinth des Ohres erhielt diese Bezeichnung, da es wie ein Gewirr erscheint.

Krebs: Jegliches bösartige Wachstum oder jeglicher bösartige Tumor, der durch eine abnorme und unkontrollierte Zellteilung entsteht. Er kann direkt in anderes Gewebe wuchern (Invasion) oder über das Lymphsystem oder das Blut in andere Körperteile transportiert werden (Metastase).

Karzinogen: Krebsauslösend.

Kardiovaskuläres System: Das aus Herz, Blutgefäßen und Blut bestehende System.

Karotinoide: Natürliche, fettlösliche Pigmente in bestimmten Pflanzen. Sie liefern vielen Gemüsesorten die hellrote, orange oder gelbe Farbe, dienen als Antioxidanzien und können eine Quelle für die Vitamin-A-Aktivität darstellen.

Kleopatra: (69–30 v. Chr.) Kleopatra war die schöne und charismatische Königin von Ägypten, die Geliebte von Julius Cäsar und später von Mark Anton. Sie tötete sich selbst, um der Gefangennahme durch Octavian, den Großneffen und Adoptivsohn Julius Cäsars zu entgehen.

Konjunktivitis: Bei dieser auch als Bindehautentzündung bekannten Erkrankung kommt es zu einer Entzündung der Bindehaut (Tunica conjunctiva), die das Auge bedeckt und die Innenfläche des Augenlids auskleidet. Hauptursachen für eine Konjunktivitis sind bakterielle oder Virusinfektionen, Reizstoffe wie Luftschadstoffe, Rauch, Seife, Haarspray, Make-up, Chlor oder Reinigungsmittel sowie saisonale allergische Reaktionen auf Graspollen oder andere Pollen. Die Erkrankung geht normalerweise mit Jucken, Rötung, Lichtempfindlichkeit, Fremdkörpergefühl im Auge, Augenlidschwellung und Ausfluss aus dem Auge einher. Die meisten Bindehautentzündungen klingen innerhalb weniger Tage ab oder dauern maximal zwei Wochen. Arzneimittel in Form von Salben, Tropfen oder Tabletten können empfehlenswert sein, um die Keime abzutöten, die das Auge infizieren und die allergischen Symptome und sonstigen unangenehmen Auswirkungen zu lindern. Im Fall einer Konjunktivitis, die durch eine Virusinfektion oder Grippe verursacht ist, wird Ihnen der Arzt möglicherweise raten, Geduld zu haben und die Entzündung von selbst heilen zu lassen.

Laryngitis: Eine Entzündung der Schleimhäute des Larynx (Stimmbänder), die von trockenem und rauem Hals, Heiserkeit, Husten und/oder Schluckbeschwerden begleitet wird.

Ligament: Ein bindegewebiges Band, das Knochen mit Knochen oder Knochen mit Knorpel verbindet und ein Gelenk stützt oder stärkt.

Lymphknoten: Kleine, bohnengroße Organe, auch Lymphdrüsen genannt, die zum Immunsystem gehören und im ganzen Körper verteilt sind. Die Lymphflüssigkeit wird in den Lymphknoten gefiltert. In ihnen finden temporär alle Formen von Lymphozyten Aufnahme.

Lymphozyten: Sie gehören zu den weißen Blutzellen und spielen eine große Rolle im Immunsystem des Körpers. Zu ihnen gehören B-Zellen, die sich im Knochenmark entwickeln und Antikörper produzieren sowie T-Zellen, die sich in der Thymusdrüse entwickeln und für die Kontrolle und Entwicklung der Immunantwort wesentliche Bedeutung haben.

Malaria: Malaria ist eine Erkrankung der roten Blutzellen, verursacht durch einen Parasiten, der durch den Biss einer infizierten Anopheles-Mücke übertragen wird. Diese Mücken kommen gehäuft in allen Ländern der Tropen und Subtropen vor. Malaria ist von allen tropischen Parasitenerkrankungen diejenige, die am häufigsten tödlich verläuft. Ihre Symptome sind Schüttelfrost, Fieber, Schwitzen und Anämie. Die Anämie entsteht dadurch, dass rote Blutzellen zerstört werden. Es gibt zum gegenwärtigen Zeitpunkt noch keinen Impfstoff. Zur Prävention werden Chloroquin und Proguanil verwendet. Auch homöopathische Medikamente sind verfügbar.

Masern: Eine hochinfektiöse Viruserkrankung, die durch Fieber, allgemeine Schwäche, Niesen, verstopfte Nase, einen blechernen Husten, Konjunktivitis und einen Hautausschlag am ganzen Körper gekennzeichnet ist. Eine Masernerkrankung führt meist zu einer lebenslangen Immunität.

Meningitis: Eine Entzündung der Hirnhäute, die das Gehirn und das Rückenmark umhüllen, meist durch eine virale oder bakterielle Infektion verursacht.

Meridiane: Akupressur und Akupunktur wie auch andere Therapien wie Shiatsu und Reflextherapie basieren auf dem Konzept des Energieflusses oder der Lebenskraft eines Menschen. Die Theorie dieses Glaubenssystems besagt, dass eine Lebenskraft, auch als chi oder qi bezeichnet (ausgesprochen tschi), entlang von Bahnen – Meridiane genannt – durch den Körper fließt. Die Traditionelle Chinesische Medizin geht davon aus, dass es 20 Meridiane gibt. In Akupressur und Akupunktur wird jedoch überwiegend über 14 Meridiane gearbeitet. Acht dieser Meridiane haben Punkte im Gesicht.

Metastasen: Die Ausbreitung einer Erkrankung oder von Tumorzellen von einem Teil des Körpers in einen anderen, nicht direkt damit verbundenen Teil des Körpers über Blut oder Lymphgefäße.

Milz: Ein Organ, das Teil des Lymphsystems ist. Die Milz produziert Lymphozyten, die Infektionen bekämpfen und Blut filtern, Blutzellen speichern und alte rote Blutzellen zerstören. Sie befindet sich auf der linken Bauchseite in der Nähe des Magens. Die Milz ist zwar nicht lebensnotwendig, wird sie entfernt, kann jedoch das Immunsystem geschwächt werden.

Multiple Sklerose: Eine chronische, potenziell zu Invalidisierung führende Erkrankung, bei der das Immunsystem des Körpers die Schutzschicht der Nervenfasern (Myelin) im Zentralnervensystem angreift. Dadurch entstehen zahlreiche Narben oder Sklerosen in der Myelinscheide, die zu einer Behinderung oder zu einem Verlust der Nervenfunktion führen.

Mumps: Eine Virusinfektion, bei der die Speicheldrüsen anschwellen, insbesondere die Ohrspeicheldrüse. Mumps wird von Fieber, Kopfschmerzen und Erbrechen begleitet und befällt überwiegend Kinder. In einigen Fällen kann sich die Infektion auf andere Speicheldrüsen, den Pankreas und die Hoden ausbreiten und verursacht dann eine Orchitis (Entzündung der Hoden).

Mundsoor: Eine Infektion der Mundschleimhäute mit Hefepilzen (Candida albicans).

Myringoplastik (oder Tympanoplastik): Operative Wiederherstellung des Trommelfells durch eine Gewebetransplantation.

Myringotomie: Kleiner chirurgischer Eingriff, bei dem ein kleiner Schnitt ins Trommelfell gemacht wird, damit die Flüssigkeit aus dem Mittelohr abfließen kann. Dabei können – müssen aber nicht – Paukenröhrchen (Belüftungsröhrchen) eingesetzt werden.

Narbengewebe (Adhäsionen): Das Körpergewebe, das nach dem Abheilen einer Wunde zurückbleibt. Dieses Gewebe ist normalerweise kräftiger als das ursprüngliche Gewebe, dafür aber nicht so gut in der Lage, die ursprünglich für dieses Gewebe vorgesehenen Aufgaben zu erfüllen.

Naturheilkunde: Die Naturheilkunde geht davon aus, dass der Körper Selbstheilungskräfte besitzt, die die Gesundheit herstellen, erhalten und wiederherstellen. Naturheilärzte richten ihre Arbeit mit den Patienten auf die Unterstützung dieser Kräfte aus durch Behandlungen wie Ernährungsberatung und Überprüfung des Lebensstils, Nahrungsergänzungsmittel, Heilpflanzen, körperliche Übungen, Homöopathie und Methoden der Traditionellen Chinesischen Medizin. Einige Naturheilärzte sind auch ausgebildete Schulmediziner.

Neolithikum: Die Periode von etwa 3200–1800 v. Chr. Wörtlich bedeutet Neolithikum »Jungsteinzeit« und deckt die Periode zwischen dem Mesolithikum (Mittlere Steinzeit) und der Bronzezeit ab. In Europa ist das Neolithikum durch den Beginn der Landwirtschaft gekennzeichnet. Diese führte zu einer sesshafteren Lebensweise in festen Ansiedlungen wie Dörfern und dem Bau von Steinmonumenten wie den Steinkreisen oder Kammergräbern.

Olfaktorisch: Auf den Geruchssinn bezogen.

Ossikuloplastik: Hierbei werden Gehörknöchelchen durch künstliche Teile ersetzt. Eine Infektion des Trommelfells führt häufig zu einer Schädigung der Mittelohrknöchelchen. In diesem Fall wird bei dem Eingriff auch das Trommelfell saniert. Durch ein Trauma können sich die Gehörknöchelchen verschieben, ohne dass im Trommelfell ein Loch entsteht. In diesem Fall werden nur die Ohrknöchelchen ersetzt. In etwa 70 % der Fälle werden durch den Ersatz von Amboss und Hammer gute Ergebnisse erzielt. Beim Ersatz des Steigbügels hingegen liegt die von verschiedenen Autoren berichtete Erfolgsrate der Operation unter 50 %.

Otologe: Ein Hals-Nasen-Ohren-Facharzt, der sich auf Ohrenprobleme spezialisiert hat.

Oxytocin: Ein Hormon, das von der Hirnanhangdrüse produziert wird. Es stimuliert die Kontraktionen der Gebärmutter während der Geburt und den reflexartigen Milcheinschuss. Die synthetische Form dieses Hormons ist das Pitocin, das zur Geburtseinleitung verabreicht wird.

Parasympathisches Nervensystem (PNS): Es ist der Teil des autonomen Nervensystems, der ohne unsere bewusste Kontrolle funktioniert. Es spart Energie, indem es die Herzfrequenz verlangsamt, die Aktivität des Magens und der Drüsen anregt und die Schließmuskeln entspannt. Das PNS wird durch Entspannungs- und Berührungstherapien wie Ohrkerzenbehandlung und Massage angeregt und wirkt als Gegenspieler zum durch Stress aktivierten sympathischen Nervensystem, dessen Wirkungen es umkehrt.

Parkinson-Krankheit: Eine fortschreitende neurologische Erkrankung, die sich auf Bewegungen wie Gehen, Sprechen und Schreiben auswirkt. Die Krankheit ist nach dem Londoner Arzt Dr. James Parkinson (1755–1824) benannt, der den Morbus Parkinson erstmals als eigenständige Erkrankung identifizierte. Die Parkinson-Krankheit hat drei Hauptsymptome: Tremor, der in der Regel in einer Hand oder einem Arm beginnt, Muskelsteifigkeit und Bradykinese, also eine Bewegungsverlangsamung. Parkinson-Patienten können aber auch weitere Symptome haben wie Müdigkeit, Depression,

Probleme beim Schreiben mit der Hand und bei anderen Formen der Kommunikation wie Sprache und Mimik sowie beim Gleichgewicht.

Pathogene: Organismen wie Bakterien, Viren, Parasiten oder Pilze, die Krankheiten hervorrufen. Einige bakterielle Pathogene wie Salmonellen entstehen in Lebensmitteln.

Paukenröhrchen: Ein Paukenröhrchen wird benötigt, wenn die Eustachische Röhre nicht korrekt funktioniert und es zu einem »Leimohr« kommt (der Ansammlung von Flüssigkeit im Mittelohr). Paukenröhrchen sind winzige Belüftungsröhrchen, die in das Trommelfell eingesetzt werden, damit die Flüssigkeit in den Gehörgang abfließen kann. So kann auch die Luft ungehindert ins Mittelohr gelangen, wodurch der Luftdruck dem der Außenumgebung angeglichen und eine Schwerhörigkeit verhindert wird. Der Eingriff wird üblicherweise in Narkose ambulant durchgeführt.

Pediculosis capitis: Üblicherweise als Kopflausbefall bekannt. Kopfläuse sind winzige Insekten, die auf der Kopfhaut leben. Sie können durch engen Kontakt mit anderen Menschen übertragen werden.

Peristaltik: Die wellenartigen Muskelbewegungen im Verdauungstrakt, die

die Nahrung während der Verdauung fortbewegen. Im Magen wird die Nahrung durch diese Bewegung mit den Magensäften vermischt und in eine dünne Flüssigkeit verwandelt, den Speisebrei (Chymus).

Plinius: (23–79 n. Chr.) Römischer Autor einer enzyklopädischen Naturkunde, der beim Ausbruch des Vesuvs ums Leben kam.

Psoriasis (Schuppenflechte): Eine chronische, nicht ansteckende Erkrankung, bei der das Wachstum neuer Hautzellen stark beschleunigt ist (von durchschnittlich 28 Tagen auf nur vier Tage). Dies führt zu verdickten, geröteten, schuppigen, entzündeten oberflächlichen Hautflecken. In der Regel befällt die Erkrankung die Außenflächen der Ellenbogen und Knie sowie die Kopfhaut und tritt um oder in den Ohren, Genitalien und am Gesäß auf. 10–15 % der Patienten mit Psoriasis entwickeln eine Gelenkentzündung (psoriatische Arthritis). Es wird vermutet, dass Psoriasis eine Autoimmunerkrankung ist. Derzeit gibt es für die Krankheit keine Heilung, jedoch viele Behandlungsoptionen. Da die Schuppenflechte bei Stress zunimmt, werden entspannende Berührungstherapien als sehr angenehm empfunden.

Reflexpunkte: Punkte auf dem Körper, deren Stimulation – beispielsweise Berührung oder Druck – zu einer un-

willkürlichen Reaktion führt. Die Reflexologie geht von dem Prinzip aus, dass es an Händen und Füßen Reflexpunkte gibt, die allen Organen des Körpers, den Drüsen und Körperteilen entsprechen und mit diesen verbunden sind und dass Druck auf diese Punkte die Selbstheilungskräfte des Körpers anregt. Das Ohr ist reich an Reflexpunkten und einige Therapeuten spezialisieren sich auf die Ohrakupunktur und die reflexologische Ohrbehandlung, um die Heilung zu fördern.

Reiki: Das Wort stammt von den beiden japanischen Wörtern *Rei* und *Ki* mit der Bedeutung universelle Lebenskraftenergie. Reiki basiert auf dem Prinzip, dass durch die Kanalisierung der spirituellen Energie durch den Therapeuten der Geist geheilt wird und dadurch den physischen Körper heilt.

Röteln: Röteln sind eine ansteckende Viruserkrankung, die wie eine abgemilderte Form von Masern verläuft. Röteln im ersten Drittel der Schwangerschaft können die Haarzellen der Cochlea des Fetus irreversibel schädigen und somit zu Taubheit führen.

Rückstand: Der trockene und feste Rest, der nach einer Verdampfung zurückbleibt. Bei den Ohrkerzen bleiben Rückstände des Bienenwachses und Pulver der Kräuterextrakte, mit denen die Kerze getränkt ist.

Scabies (Krätze): Stark juckender Hautausschlag, der von einer winzig kleinen Milbe verursacht wird, die in der Haut lebt. Da diese Milbe nur 0,3 mm lang ist, kann man sie ohne Vergrößerungsglas nicht erkennen. Der Ausschlag tritt in der Regel auf den Händen, Handgelenken, Brüsten, im Genitalbereich und in der Taille auf. In schweren Fällen kann die Scabies sich fast auf den gesamten Körper ausbreiten, das Gesicht ist aber nur selten betroffen. Die Scabies wird durch Wäsche, Kleidung oder engen Kontakt mit infizierten Menschen übertragen, zur Behandlung werden spezielle Lotionen oder Seifen verschrieben.

Schwerkraft: Die Kraft, die jeden Körper zur Erdmitte hin zieht (Erdanziehungskraft).

Schleudertrauma: Eine Verletzung der Bänder, Wirbel oder des Rückenmarks in der Nackenregion, die durch plötzliches Vorwärts- und Rückwärtsschleudern des Kopfes und Nackens verursacht wird, häufig bei Insassen eines Autos, das von hinten angefahren wird. Kopfstützen können dieser Verletzung vorbeugen. Klienten mit einem bisher nicht ausreichend diagnostizierten Schleudertrauma sollten vor der Behandlung an einen Arzt oder ein Krankenhaus überwiesen werden.

Sebum: Eine ölige Substanz, die von winzigen Talgdrüsen in der Nähe der Haarfollikel produziert wird. Sie schmiert und schützt Haut und Haar vor Austrocknung und Reizungen.

Subtile Energie: Die Lebensenergie oder Lebenskraft, die alle Lebewesen wie Pflanzen, Tiere und Menschen durchdringt.

Surrogat: Ein Ersatz für das Echte. Eine Ersatzmutter oder Leihmutter, die einen Fetus austrägt, den eine andere Frau empfangen hat und der in ihre Gebärmutter eingepflanzt wurde.

Tai Chi: Eine Kombination aus Bewegung, Meditation und Atemregulierung, um den Fluss der Lebensenergie im Körper, die Kreislauffunktion und die Immunfunktionen zu verbessern. Schätzungsweise 200 Millionen Chinesen praktizieren täglich Tai Chi.

Thrombose: Die Bildung eines Blutgerinnsels (Thrombus) in einer Arterie oder einer Vene. Der Thrombus kann die Blutbahn verstopfen und den Blutfluss in den Gefäßen zum Stillstand bringen. Teile des Thrombus können sich lösen und mit dem Blutstrom an andere Orte getragen werden (Embolie). Wenn ein Thrombus oder Embolus ein Blutgefäß verstopft, das lebenswichtige Organe versorgt, kann dies zu einer Lungenembolie, einem Herzinfarkt oder Schlaganfall führen, je nachdem, wo die Blockade erfolgt.

Thymus: Ein Organ, das Teil des Lymphsystems ist und sich in der Brust hinter dem Brustbein befindet. Im Thymus wachsen und vermehren sich im Säuglings- und Kindesalter spezialisierte weiße Blutzellen des Immunsystems, die so genannten T-Lymphozyten.

Tinea capitis: Eine Pilzinfektion, die auch als Pilzbefall der Kopfhaut bezeichnet wird und sich in der Regel als klar abgegrenzter Fleck manifestiert, auf dem die Haare ausfallen. Der Pilz befällt den Haarschaft und lässt das Haar brechen.

Die Erkrankung kann mit einer Entzündung und Schuppung einhergehen. Die Infektion wird durch Kämme, durch Bürsten und von Mensch zu Mensch übertragen.

Tonsillitis: Eine Infektion mit Entzündung der Tonsillen (Mandeln). Die Tonsillen sind Ansammlungen von lymphoidem Gewebe beidseits an der Rachenwand. Dieses Gewebe ist ein Teil des Immunsystems des Körpers, das spezialisierte weiße Blutzellen enthält, die Lymphozyten. Diese bekämpfen Infektionen.

Trigeminusneuralgie: Eine äußerst schmerzhafte Erkrankung, die durch eine Funktionsstörung des Trigeminusnervs (V. Hirnnerv) verursacht wird. Dieser Nerv leitet die Berührungsreize vom Gesicht zum Gehirn. Die Schmerzen ähneln denen, die bei einem elektrischen Schlag auftreten. Bei einer Gesichtsmassage ist Vorsicht angebracht.

Tuberkulose: Dies ist eine Infektion durch das Bakterium Mycobacterium tuberculosis. Viele Menschen, die mit Tuberkulose infiziert sind, weisen keine Symptome auf, da die Infektion ruht. Sobald die Krankheit ausbricht, verursacht sie Schäden an der Lunge und anderen Organen. Die aktive Tuberkulose ist ansteckend und wird bei der Einatmung übertragen. Die Behandlung der Tuberkulose umfasst in der Regel die Gabe von Medikamenten und Vitaminen über mindestens sechs Monate.

Vakuum: Ein abgeschlossener Raum, aus dem die Luft entfernt wurde (luftleerer Raum). Der Schall kann sich durch einen luftleeren Raum nicht ausbreiten, daher wissen wir, dass Ohrkerzen kein Vakuum im Gehörgang verursachen, da während der Behandlung das Geräusch der verdampfenden Ingredienzien zu hören ist.

Vaporisiert: Umgewandelt in Gas oder Dampf. Der gasförmige Zustand von Stoffen, die sich bei Raumtemperatur und normalem Luftdruck in flüssigem oder festem Zustand befinden.

Vasodilatation: Die Erweiterung oder Entspannung von Blutgefäßen. Dadurch wird der Blutdruck gesenkt und die Herzarbeit vermindert. Eine Massage fördert die Vasodilatation der Blutgefäße in der Haut.

Vaskularisierung: Die Stimulierung von Blutgefäßen innerhalb eines Körpergewebes.

Vertigo: Ein Dreh- oder Schwindelgefühl, das häufig von Übelkeit und gelegentlich Erbrechen begleitet ist und im Allgemeinen durch Bewegung verschlechtert wird. Manchmal wird es durch eine Blutgefäßkompression des N. vestibularis (Gleichgewichtsnerv) verursacht.

Vena cava inferior (untere Hohlvene): Eine große Vene, die sauerstoffarmes Blut aus der unteren Körperhälfte zum Herzen führt. Die Vene verbindet sich mit dem Herzen durch eine Herzklappe im rechten Vorhof.

Vorläufer (Präkursor): Eine Substanz, aus der eine andere, meist wirksamere oder weiterentwickelte Substanz gebildet wird. Die UV-Strahlen der Sonne beispielsweise verwandeln eine Vorläufersubstanz in der Haut in Vitamin D.

Windpocken: Akute, ansteckende Viruserkrankung, normalerweise bei jüngeren Kindern. Die Infektion ist gekennzeichnet durch Fieber und juckende, rote Flecken, die normalerweise zuerst auf Brust und Bauch und anschließend über den gesamten Körper verteilt auftreten. Die roten Punkte werden zu kleinen Bläschen, die austrocknen und etwa eine Woche lang verschorfen. Gelegentlich bleiben Narben zurück, vor allem, wenn die Bläschen aufgekratzt wurden oder sich bakteriell infizieren. Gürtelrose (Herpes zoster) ist die Krankheitsform der Windpocken beim Erwachsenen. Verursacht wird sie von demselben Virus wie Windpocken (Varizella zoster) aufgrund einer Infektion der hinteren Wurzel der Spinalnerven oder des V. Hirnnervs. Die Krankheit ist gekennzeichnet durch ein schmerzhaftes Ausbrechen von Bläschen, meist auf einer Körperseite entlang eines oder mehrerer Nervenstränge.

Yoga: Dieser Name kommt von dem Sanskritwort »yeung«, was Einheit oder Vereinigen bedeutet. Es handelt sich um eine philosophische Lehre aus dem Hinduismus, mit der spirituelle Erkenntnis und Harmonie erreicht werden sollen. Im allgemeinen Sprachgebrauch bezieht es sich jedoch auf ein System von Übungen, die als Teil dieser Philosophie ausgeführt werden.

Zerebralparese: Allgemeiner Begriff für eine Gruppe permanenter Hirnschäden, entstanden durch einen

Sauerstoffmangel im Uterus, während der Geburt oder in den Monaten nach der Geburt. Der Zustand hält zeitlebens an, er beeinträchtigt die Kommunikation zwischen Gehirn und Muskeln und verursacht den andauernden Zustand unkoordinierter Bewegungen und Haltungen.

Zirbeldrüse (Epiphyse): Ein endokrines Organ im Gehirn, das das Hormon Melatonin produziert, von dem angenommen wird, dass es den biologischen Rhythmus des Körpers (die »innere Uhr«) reguliert. Die Zirbeldrüse beginnt mit zunehmendem Alter zu schrumpfen und zu verkalken, wodurch sich die zirkulierende Melatoninmenge verringert – wahrscheinlich einer der Gründe, warum wir im Alter weniger schlafen.

Zysten: Mit Flüssigkeit gefüllte Taschen, die von Zeit zu Zeit im Gewebe auftreten können oder die sich in der Umgebung von Gewebeirritationen bilden können. Talgdrüsenzysten (mit Sebum gefüllte Zysten) sind relativ häufige, vor allem auf der Kopfhaut vorkommende harmlose Zysten.

Stichwortverzeichnis

Bibliografische Information
der Deutschen Nationalbibliothek
Die Deutsche Nationalbibliothek verzeichnet diese
Publikation in der Deutschen Nationalbibliografie;
detaillierte bibliografische Daten sind im Internet
über http://dnb.d-nb.de abrufbar.

Programmplanung: Carmen Alt
Projektmanagement: Uli Ellwanger
Bildredaktion: Christoph Frick
Übersetzung: Christa Trautner-Suder

Umschlaggestaltung und Layout:
Cyclus · Visuelle Kommunikation, Stuttgart

Bildnachweis:
Umschlagfotos: Carl Drury
Fotos im Innenteil: Tom Bean/Corbis: S. 10, Biosun:
S. 11, 25, 27, 82, 84, 85, Christoph Frick, Stuttgart:
S. 13, Klosterfrau: S. 17, agrarfoto.com: S. 18, ccvision:
S. 19, S. 34 oben, S. 66 rechts, John-Foxx-Images:
S. 21 unten, Image Dictionary: S. 24, Otosan: S. 27,
Kari Erik Marttila/Photographers Direct: S. 28, Carl
Drury/Hodder Arnold: S. 32, 33, 34, 45, 83, 88, 89, 90,
94, 101–104, Tracy Hebden/Quayside Graphics: S. 36,
Martin Brofman/www.healer.com.: S. 39 links, die Au-
torinnen: S. 42, Micromedics: S. 51, Photo Disc: S. 91,
123, alle übrigen: Archiv der Thieme-Verlagsgruppe

Die abgebildeten Personen haben in keiner Weise
etwas mit der Krankheit zu tun.

Zeichnungen:
Oxford Designers and Illustrators, Oxford
Hodder Arnold, London

© 2008 Karl F. Haug Verlag in MVS
Medizinverlage Stuttgart GmbH & Co. KG
Oswald-Hesse-Straße 50, 70469 Stuttgart
Internet: www.haug-gesundheit.de

Printed in Germany

Satz: Fotosatz Buck, 84036 Kumhausen
gesetzt in (Satzsystem): InDesign CS3
Druck: Westermann Druck Zwickau GmbH,
        08058 Zwickau

Gedruckt auf chlorfrei gebleichtem Papier

ISBN 978-3-8304-2279-2   1 2 3 4 5 6

Titel der Originalausgabe: Ear candling in essence
© 2006 Mary Dalgleish and Lesley Hart

A publication of Hodder Arnold. A Member of the
Hodder Headline Group.

Liebe Leserin, lieber Leser,
hat Ihnen dieses Buch weitergeholfen? Für Anregungen, Kritik, aber auch für Lob sind wir offen. So
können wir in Zukunft noch besser auf Ihre Wünsche
eingehen. Schreiben Sie uns, denn Ihre Meinung zählt!

Ihr Haug Verlag

E-Mail Leserservice: heike.schmid@medizinverlage.de

Adresse:
Lektorat Haug Verlag, Postfach 30 05 04,
70445 Stuttgart
Fax: 0711 - 8931 - 748